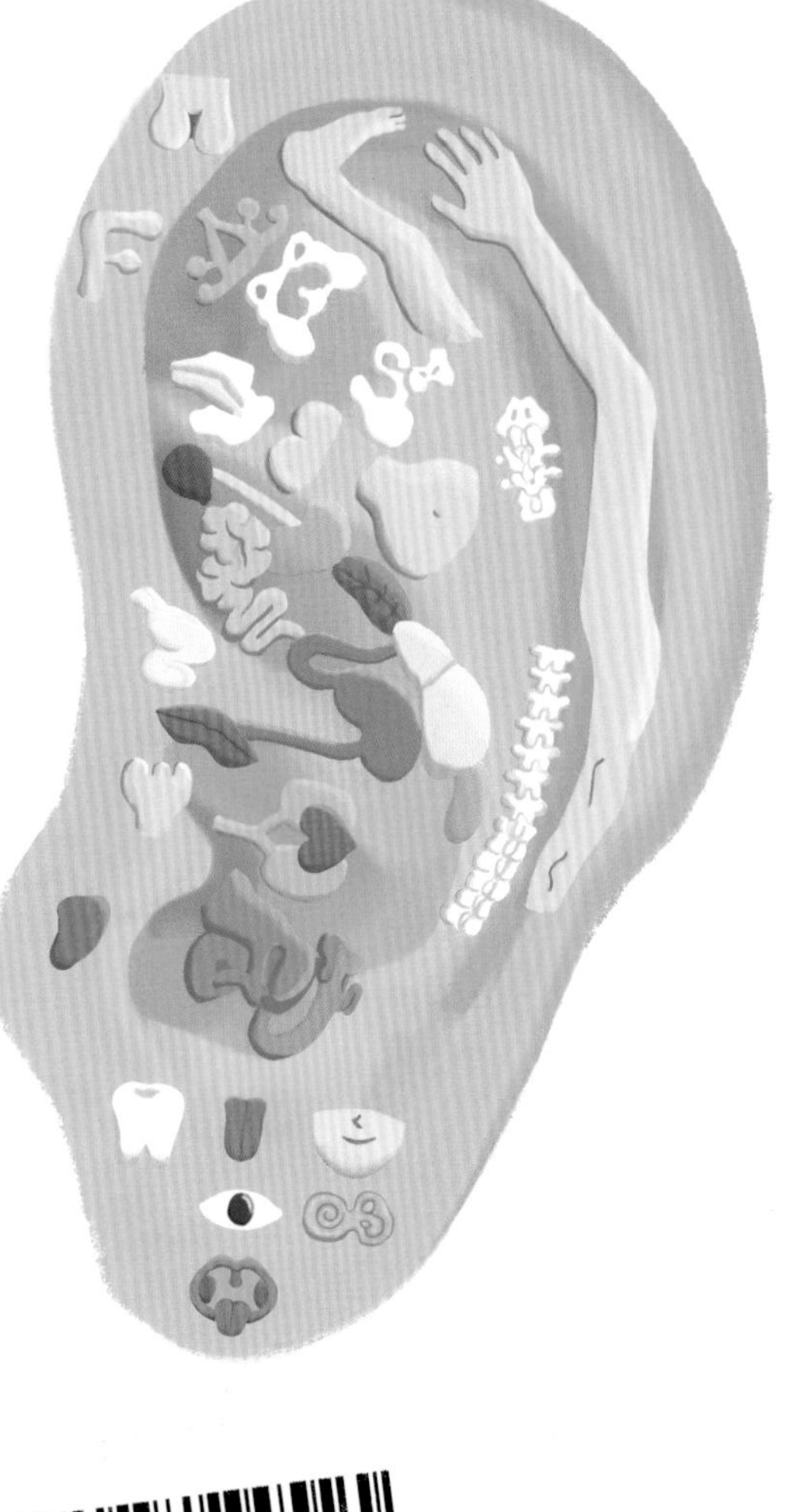

耳ツボを刺激すると血流やリンパが巡り免疫力も上がる

耳師あお　吉越青生

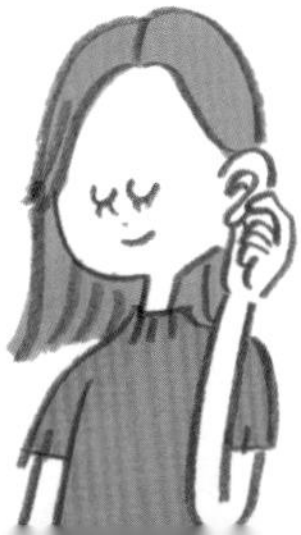

はじめに

私は幼いころから耳が好きで、いつも自分の耳を触っていました。そして、よく人に耳を触られて、柔らかいと褒められていました。

また、人の耳を見るのも大好きです。耳は見れば見るほど不思議な形をしていますし、大きさも、形も、色も、向きも、位置も人それぞれで、手の指紋と同じように人の判別ができるくらい千差万別なのです。

私は人と会って話をしていてもテレビを見ていても、耳を見ています。もしかしたら、耳しか見ていないかもしれません。

耳の不思議な魅力に取りつかれて、私自身も耳で人生が変わりました。耳専門のリフレクソロジーサロンを開いて、多くの人に施術を行わせていただくこととなったのです。けれど、そこに至るまでには紆余曲折がありました。

自己紹介を兼ねて簡単にお話しさせていただきます。

私は幼稚園教諭（保育士）として働いたのちに20代で結婚退職し、出産後に自律神経失調症と診断されました。ひどい月経前症候群（ＰＭＳ）に悩まされ、30代のときに卵巣嚢腫で片側の卵巣を摘出して、1年後には子宮筋腫で子宮を全摘出することに。手術後は10年以上にわたり、更年期の症状と、うつの症状を繰り返し、いつも不平や不満を抱えていました。

さらに、子育てが満足にできなかったという自責の念と、自分は健康で長生きできないだろうという思いから、人生にやり残しがないようにと、さまざまな資格を取ることに熱中しました。調理師免許、着付け技能士、整理収納アドバイザー、心理カウンセラーなど次から次へと資格を取得しましたが、その資格を生かすことができず、かえって落ち込む結果となりました。

そんな中、娘の成人式に振袖を着せるという夢を叶えるために、着付けの練習をし過ぎた私は、ひじを痛めてしまいました。ところがその痛みが、耳のツボを押したら一瞬で魔法のように消えたのです。私は耳ツボのとりこになり、耳と耳ツボの研究を重ねました。

最初は研究の成果を自分自身とごく身近な人だけに、「ヒミツの美容健康法」として施術をしていましたが、いつの間にか口コミで広がり、現在の耳専門のリフレクソロジーサロン開設へとつながりました。これまでに耳を触らせていただいた人は、のべ5万人を超えます。15年以上、ほぼ1日も休まずに施術を続けています。

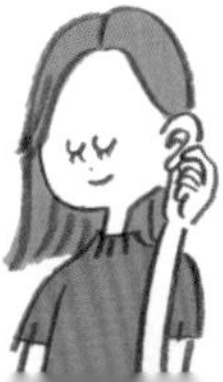

耳を通してさまざまな方と出会うことができました。

普段の生活で耳を触ることはない、という人が多いかもしれませんが、耳というのは興味深い器官です。音を聞く機能だけでなく、気圧の変化を察知したり、平衡感覚を調整する機能も持ち合わせています。メンタルの状態に影響されて、機能が低下するといったデリケートな器官でもあります。

耳は人によって、また日によって、タイミングによってもコンディションが違います。サロンでたくさんの方の耳を見て触るうちに、その日のその方の気になる症状がわかるようになりました。それは施術を行う私だけでなく、施術を受ける方も感じ取れるようになります。耳が体のコンディションを知らせてくれるのです。

耳は全身と心の状態を映す鏡だといえるかもしれません。不調があれば、症状を明確にピンポイントで知らせてくれる耳ツボはすごいと感じます。

この本では、私が日頃、サロンでの施術を行う中で、不調や症状の緩和につながりやすく、一般の人にもわかりやすい耳ツボを紹介します。健康の維持のためにも、ぜひ、耳を意識した生活を送っていただければと思います。

耳師あお

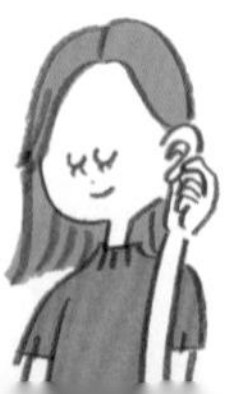

耳ツボ習慣で得られる うれしい変化

耳ツボ体験談

私のサロンで耳ツボマッサージを体験して、自分でも実践している方々の声を集めてみました。不調や症状を和らげることにつながったという喜びのコメントが多数、寄せられています。

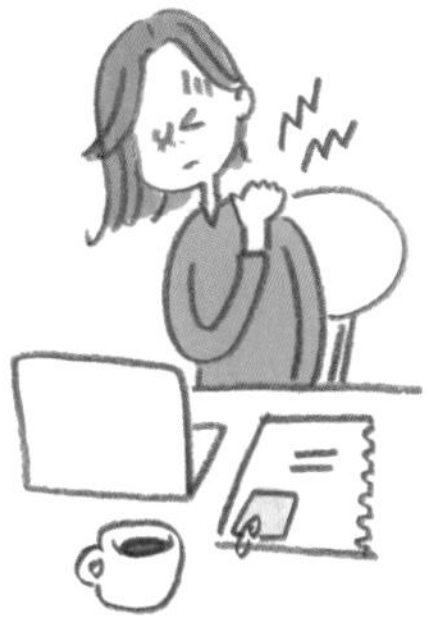

「こりのひどかった肩が軽くなった」

30代女性 Nさん

肩こりがひどく、肩こりの耳ツボを触ると痛みを感じました。最初は我慢して耳ツボをもみほぐしていましたが、次第に**耳がポカポカと温かく**なりました。そして次の日には**肩が軽くなり**、**楽に動かせる**ようになったのです。

またある日、耳をもみほぐしているときに、**のどのツボ**のあたりが痛かったので不思議に思っていると、数日後に**のどが不調**になりました。自分では何ともないと思っていたのに、**耳が先に気づいて教えてくれた**のだと思います。耳ツボ刺激は、ツボの位置がわかればちょっとした隙間時間に触ることができます。**手軽に行える**のでこれからも続けたいですね。

「むくみが取れた顔で娘の結婚式に出席」

50代女性　Yさん

娘の結婚式があり、新婦の母として**少しでも若々しくきれいな姿で**出席したいと思い、**2週間、毎日欠かさず小顔に効く耳ツボの刺激**を行いました。そのおかげで、顔のむくみが改善して、まぶたがすっきりしたと自分でも実感しました。

嬉しかったのは、結婚式当日に姪から「おばさん**若返った？**」と言われたこと。写真にもきれいに写っていて、耳ツボ刺激をがんばってよかったと思いました。

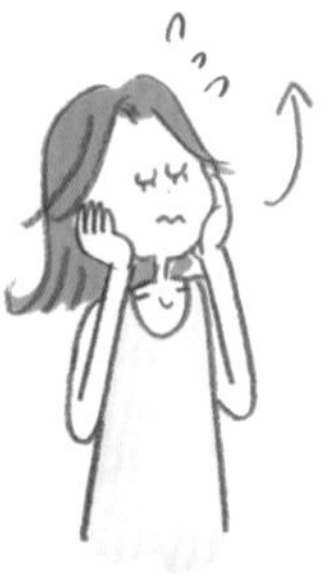

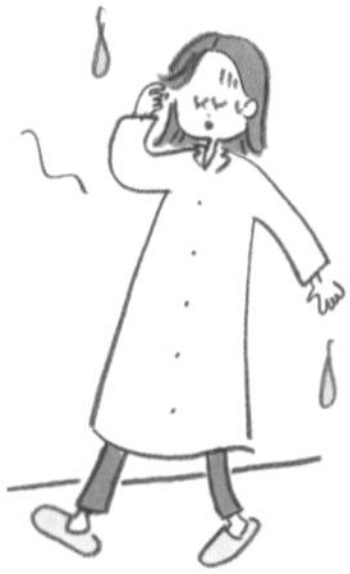

「めまいが楽になり掃除ができるようになった」

40代女性　Kさん

私は**ひどいめまい**に悩まされていました。日常生活にも支障が出ていたのですが、めまいの耳ツボを刺激したり、耳たぶの外側をもむようにしたら、ずいぶん楽になりました。

何より**下を向いて掃き掃除ができるようになった**ので助かっています。これはちょっとしたことだと思われるかもしれませんが、私にとっては本当に**うれしい変化**でした。今は気がついたら耳を触ったりもむようにしています。

「落ち込んだ気分が晴れてすっきり」

70代女性 Mさん

数日ほど気分がすぐれなかった私は、同居している娘から「**自律神経が乱れているのではないの？**」と言われました。どうしたらいいかと悩んだとき、サロンで教わった耳をもむ方法を思い出しました。耳だけですぐに楽になるとは信じられませんでしたが、**とにかくやってみよう**と思って耳全体をよくもみほぐしたところ、**すぐに頭がすっきりして軽くなった**ように感じました。

今までにないような晴れ晴れとした気分になり、耳をもんでよかったと感謝しています。

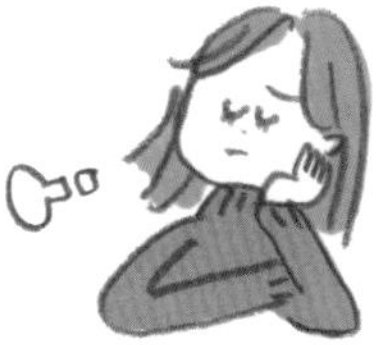

「夫婦のコミュニケーションツールに」

50代女性 Mさん

私は**耳ツボを刺激することで体の不調が和らぐ**経験をして、耳ツボのよさを実感しました。

そこで、自分の耳だけではなく**夫の耳も毎日もみほぐしてあげる**ことにしました。夫は肩こりがひどいのですが、だいぶ楽になったと喜んでくれています。耳もみは手軽に行えるコミュニケーションツールだと思います。**夫婦円満の秘訣**ですね。

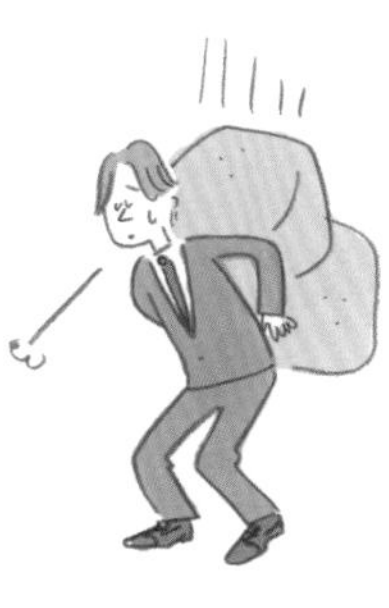

「頭痛の緩和に役立っています」

30代女性 Nさん

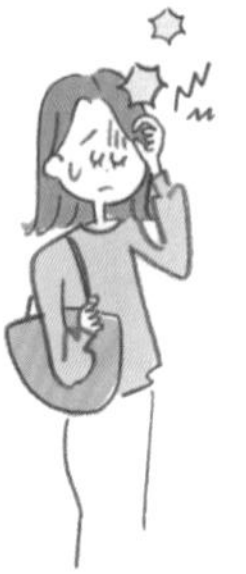

私は、だいぶ前からひどい**頭痛**に悩まされていました。

気圧の変化や生理痛、肩こり、疲れ目などさまざまなことが原因で頭痛になり、寝込んでしまって何も手につかなかったのですが、頭痛に効く耳ツボをもみほぐせば楽になることがわかり、とても助かっています。

頭痛の予防にもなると思い毎日耳をもんでいます。頭痛になる回数も減ってきているように感じます。

「立ち上がれないほどのめまいが和らぐ」

50代女性 Mさん

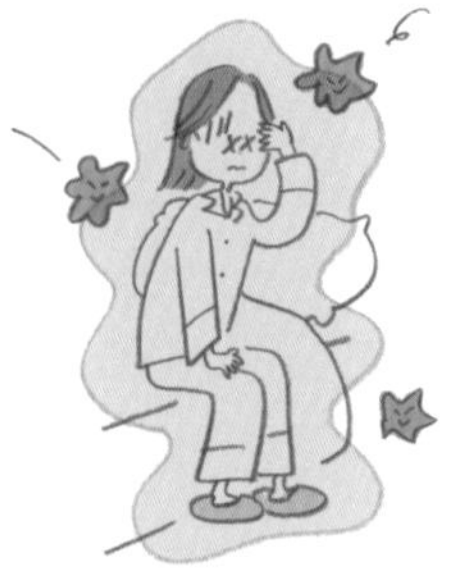

人生初の**めまいに襲われ**、朝起きたら頭がぐるぐる回り立ち上がれません。翌日もめまいを感じたので、病院に行こうか悩みましたが、あおさんの「めまいのときには耳もみがききやすい」という言葉を思い出し、サロンに駆け込み施術をしてもらいました。

耳が硬くなっていてとても痛かったのですが、頭がすっきりしてめまいが和らぎました。不安だったので3日後にまたサロンで耳を施術してもらうと、あおさんに「めまいはもう大丈夫みたいだね。今日は腰だね」と言われました。腰が痛いことは黙っていたのに、耳を触られてバレました。**耳ツボ恐るべし**です。

「耳を毎日もんでいたら腰痛が消えた」

50代男性 Kさん

仕事柄、**腰痛に長年、悩まされてきました。**

偶然知った耳もみを何となく毎日続けていたら、いつの間にか腰痛を感じなくなっていることに気がつきました。

そういえば、**初めは痛かった腰の耳ツボ**が、**今は触っても痛くなくなって**います。やはり**耳は体の器官とつながっている**のだと感じました。

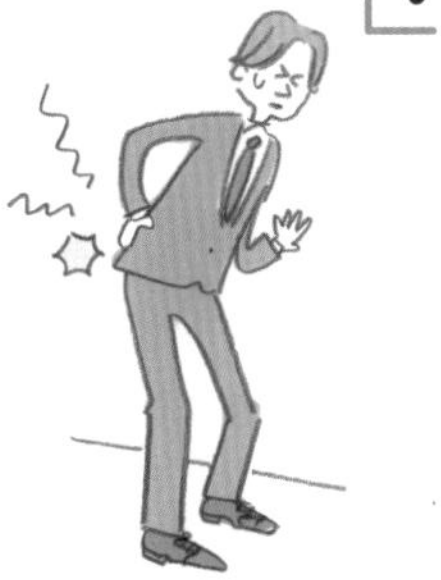

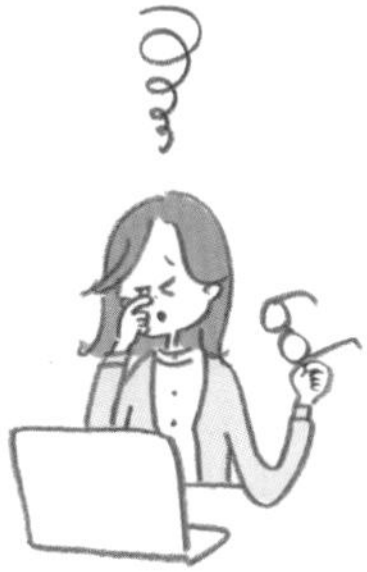

「耳を刺激すれば顔も目もすっきり」

40代女性 Yさん

耳ツボへの刺激を毎日続けると、**全身がすっきりする**のを実感できます。**顔もキリッと引き締まってリフトアップし**、とてもいい感じです。

私が耳ツボ刺激のよさを最も感じるのは**目**です。

夕方になると目が疲れてくるのですが、耳ツボを刺激すると視界まではっきりしてきます。

耳ツボは本当にすごいと感じますし、**最高のセルフケア**だと思います。

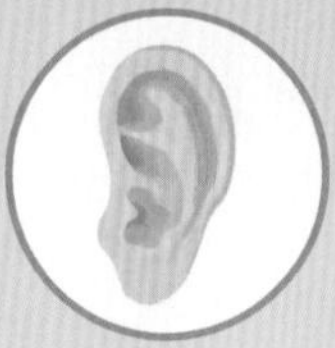

フェイスラインがすっきり
耳ツボ刺激で小顔に変身

施術を行う前の顔

before

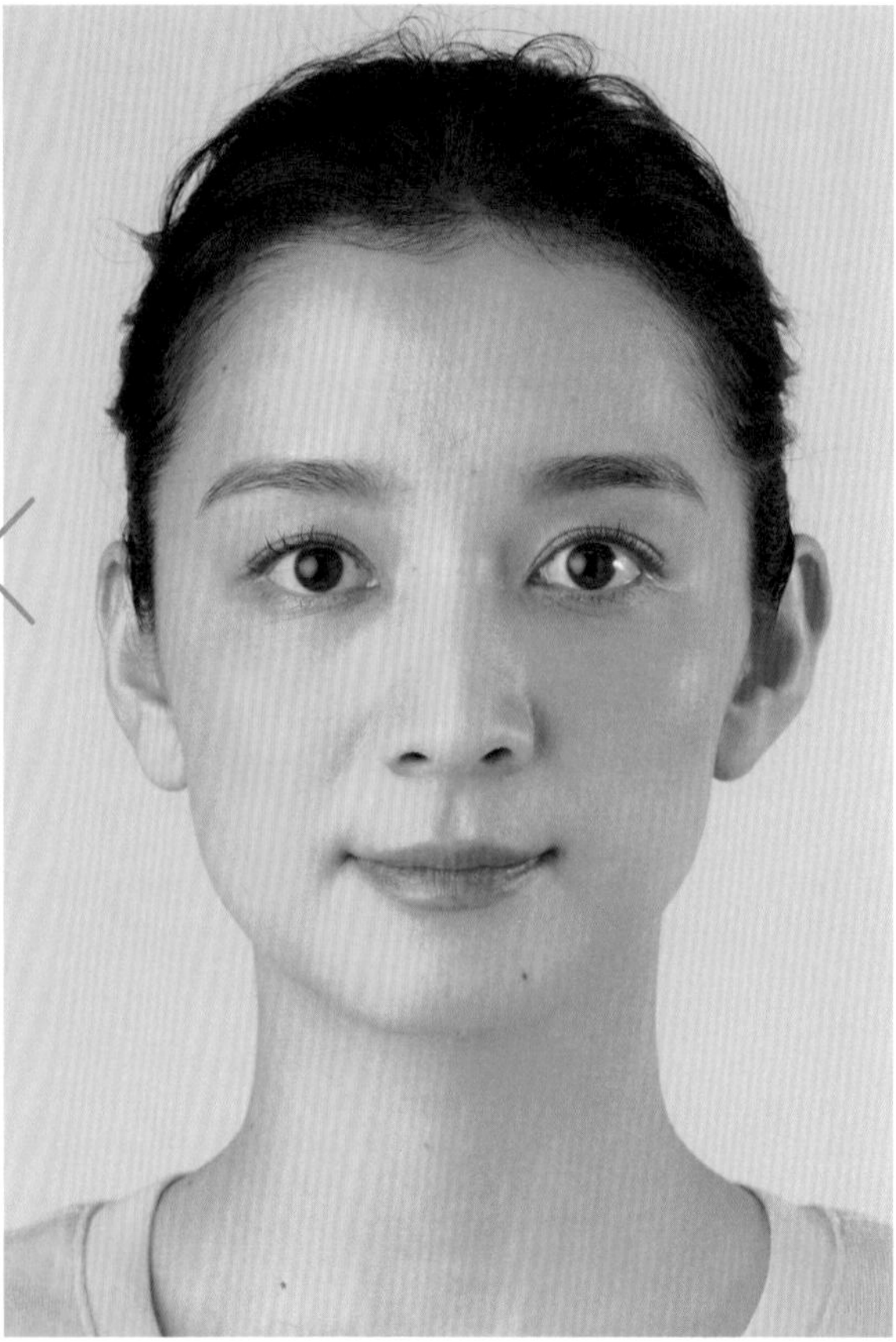

本書の第3章「耳ツボを刺激して気になる症状を改善」では、7つの耳ツボ刺激の施術を紹介します。この施術1～7を順番に行った後に、鏡で顔を見ると、むくみが取れて小顔になっていることに気がつきます。

施術を行った後の顔

after

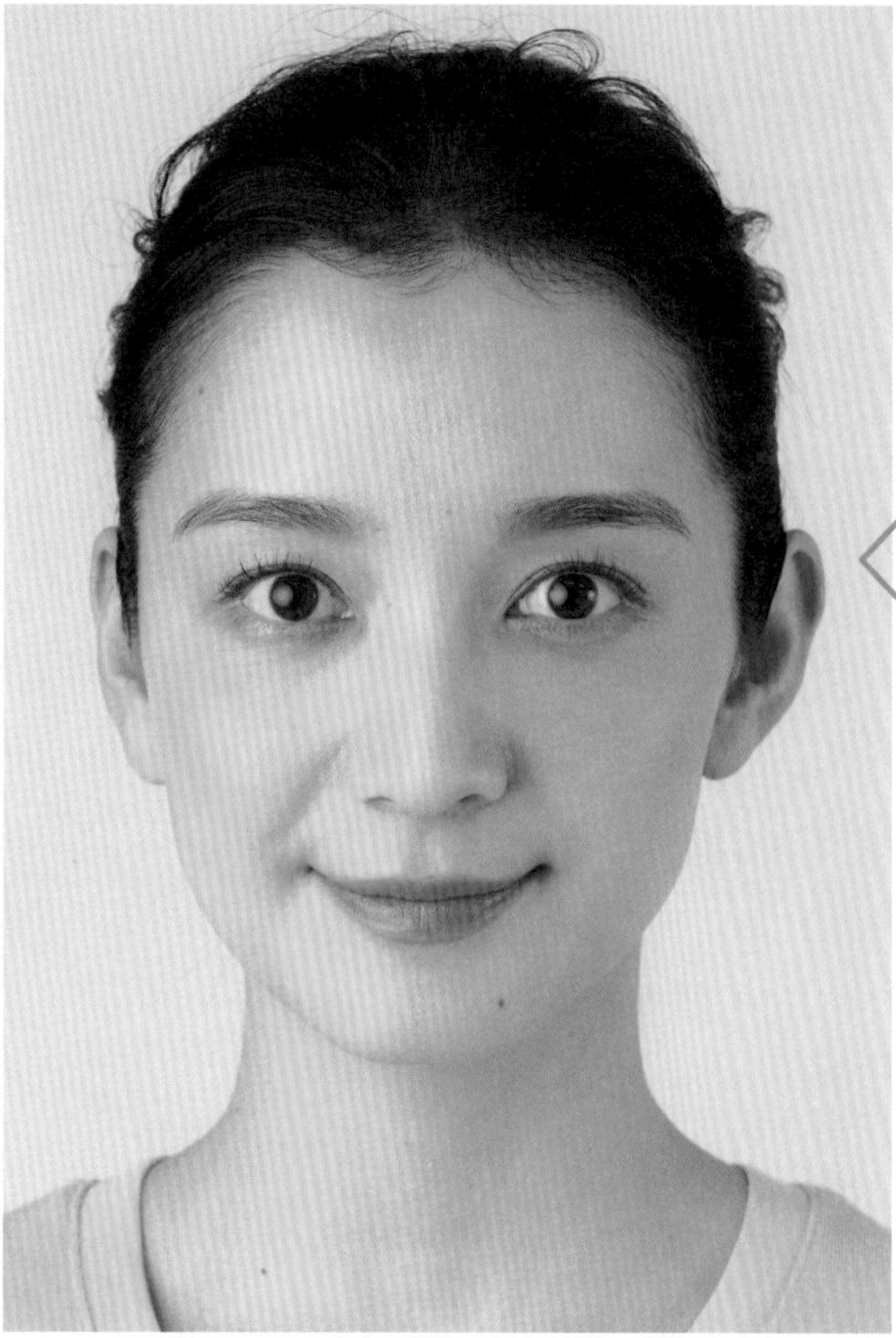

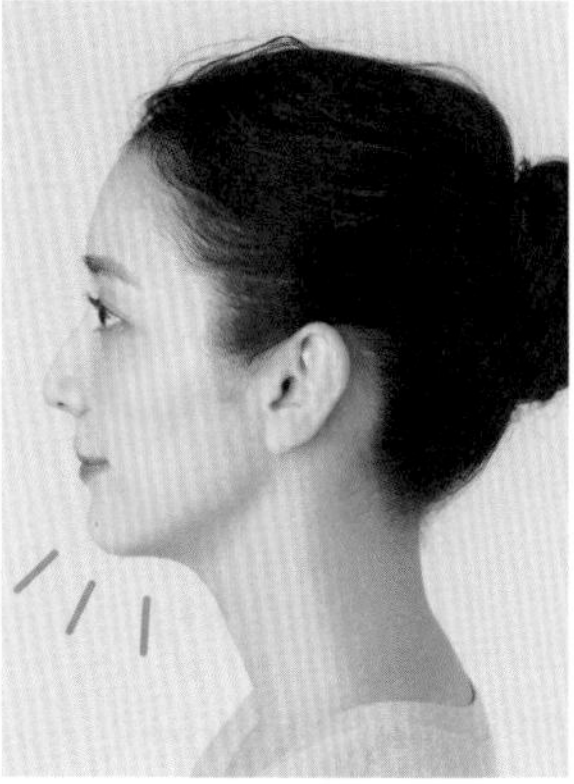

施術後は血流やリンパの流れがよくなり、顔のむくみが取れて、フェイスラインがスッキリします。施術前に比べると、口角が上がり、目がぱっちりとして大きくなっているようにも見えます。トータルで5分もかからないのに、効果大です。

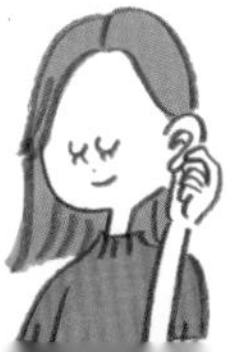

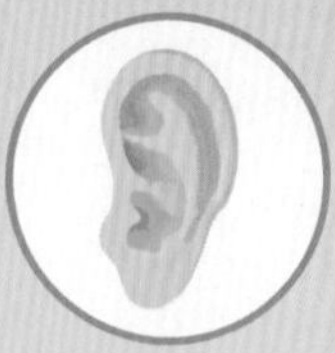

38の症状に対応する耳ツボの位置を確認

ひと目でわかる症状&効果別耳ツボ

私たちの体には、無数のツボがあることをご存じでしょうか。

耳の表面と裏面にも、体の症状に対応するツボがあります。実は、この耳ツボは全身とつながっているのです。ですから、耳ツボを刺激する施術を行えば、気になる症状を改善することも可能です。まず、耳の表面にあるツボを紹介します。

ここで取り上げる耳の表面にあるツボは25の症状に対応しています。どの場所にどんな症状に対応する耳ツボがあるのか、施術をする前に知っておきましょう。

耳の表面の25の耳ツボ

1. 疲れ目
2. 歯痛
3. 顎関節(食いしばり)
4. 頭痛
5. 耳鳴り
6. 難聴
7. めまい
8. 鼻炎
9. 食べ過ぎ防止
10. アレルギー
11. のどの不調・せき
12. 胃もたれ
13. 便秘
14. 生理痛
15. 更年期
16. 前立腺
17. 二日酔い
18. 認知症
19. 頻尿
20. 首こり
21. 手指の症状・腱鞘炎
22. 肩こり
23. 腰痛
24. 膝痛
25. むくみ

耳の表面

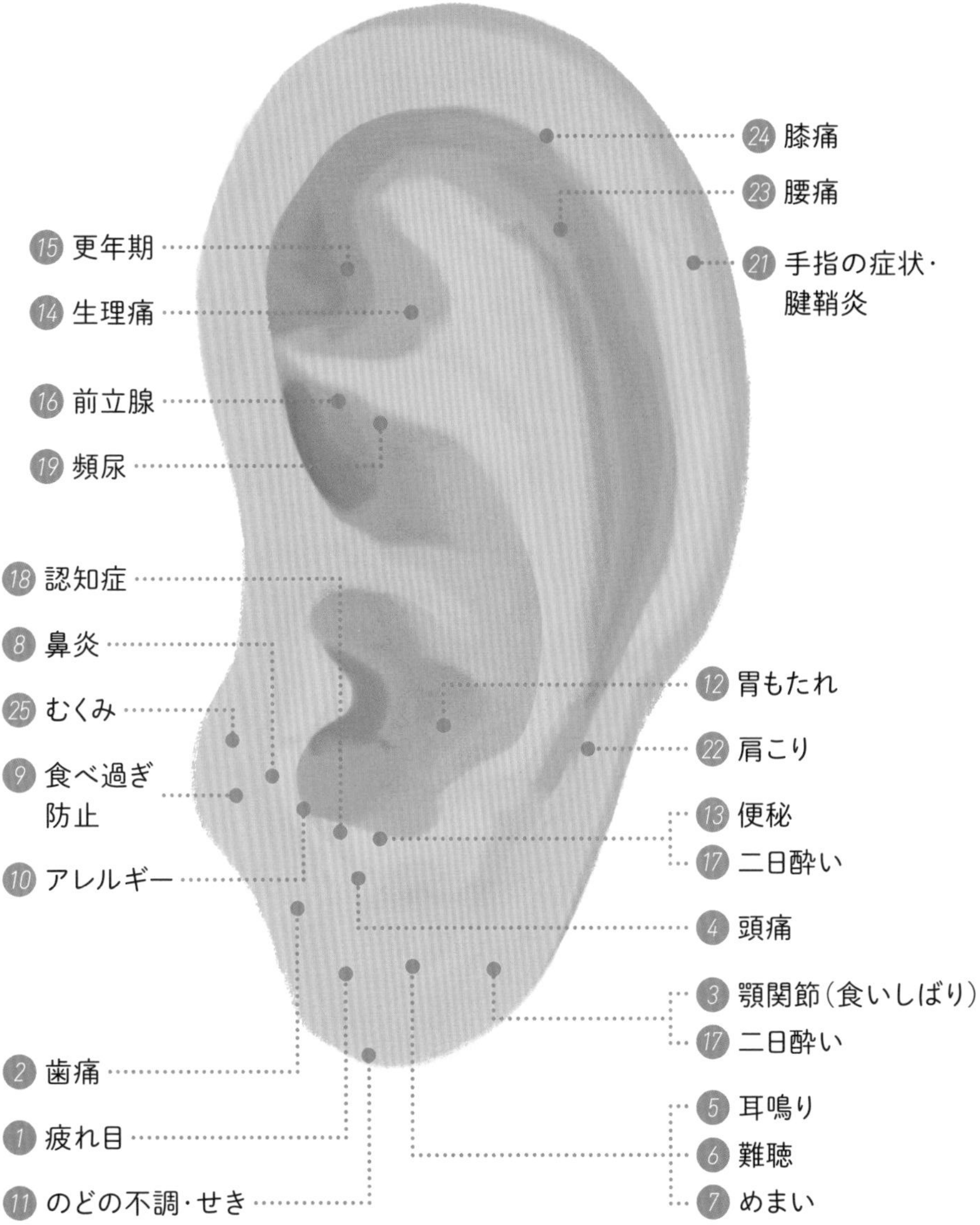

24 膝痛
23 腰痛
15 更年期
21 手指の症状・腱鞘炎
14 生理痛
16 前立腺
19 頻尿
18 認知症
8 鼻炎
12 胃もたれ
25 むくみ
22 肩こり
9 食べ過ぎ防止
13 便秘
17 二日酔い
10 アレルギー
4 頭痛
3 顎関節（食いしばり）
17 二日酔い
2 歯痛
5 耳鳴り
1 疲れ目
6 難聴
11 のどの不調・せき
7 めまい

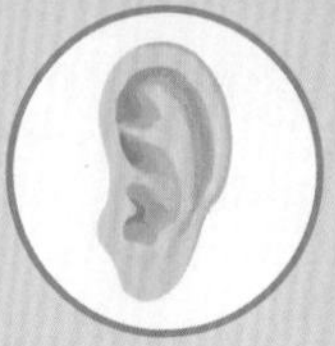

メンタル系や不眠などのツボがある

耳の裏面にあるツボ

耳ツボは耳の表面だけでなく、耳の裏面にも存在します。耳ツボを刺激する施術を行えば、気になる症状を改善することも可能です。

　ここで取り上げる耳の裏面にあるツボは13の症状に対応しています。どの場所にどんな症状に対応する耳ツボがあるのか、施術をする前に知っておきましょう。そうすることで、スムーズに施術を行うことができます。

　耳の裏面にあるツボを自分で正しく刺激するのはなかなか難しいので、家族や友人同士でお互いに施術し合うようにするとよいでしょう。

耳の裏面の13の耳ツボ

- 26 ストレス解消
- 27 メンタル改善
- 28 リラックス効果
- 29 不眠
- 30 自律神経
- 31 免疫力を高める
- 32 冷え症
- 33 高血圧
- 34 糖尿病
- 35 薄毛
- 36 白髪
- 37 リフトアップ・小顔
- 38 美肌

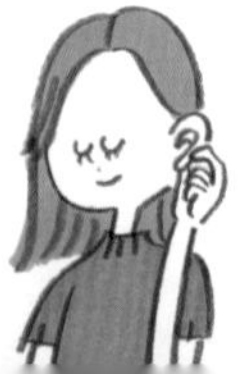

耳の裏面

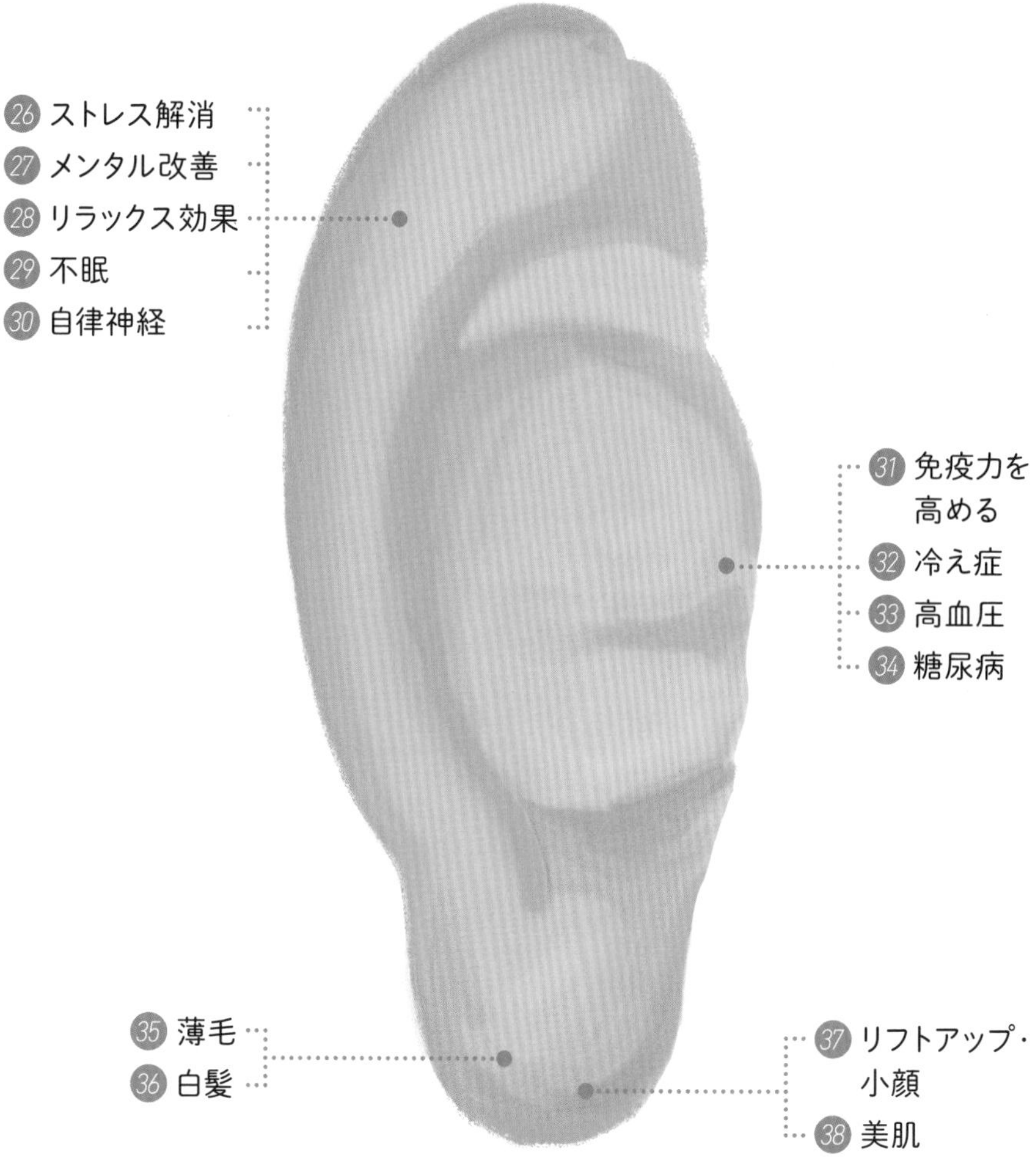
26 ストレス解消
27 メンタル改善
28 リラックス効果
29 不眠
30 自律神経
31 免疫力を高める
32 冷え症
33 高血圧
34 糖尿病
35 薄毛
36 白髪
37 リフトアップ・小顔
38 美肌

耳ツボを刺激すると血流やリンパが巡り免疫力も上がる

第2章：症状に合った耳ツボを刺激

デザイン …… 細山田光宣
川畑日向子
（細山田デザイン事務所）

イラスト …… 田中麻里子

撮影 …… 宮川朋久

モデル …… 大西百合子

ヘアメイク …… 高松由佳

スタイリスト …… 霜鳥麻紀

校正 …… 鷗来堂

DTP …… ニッタプリントサービス

編集協力 …… 松澤ゆかり

編集 …… 前山陽子
（KADOKAWA）

第1章

耳ツボ刺激と
血流の関係

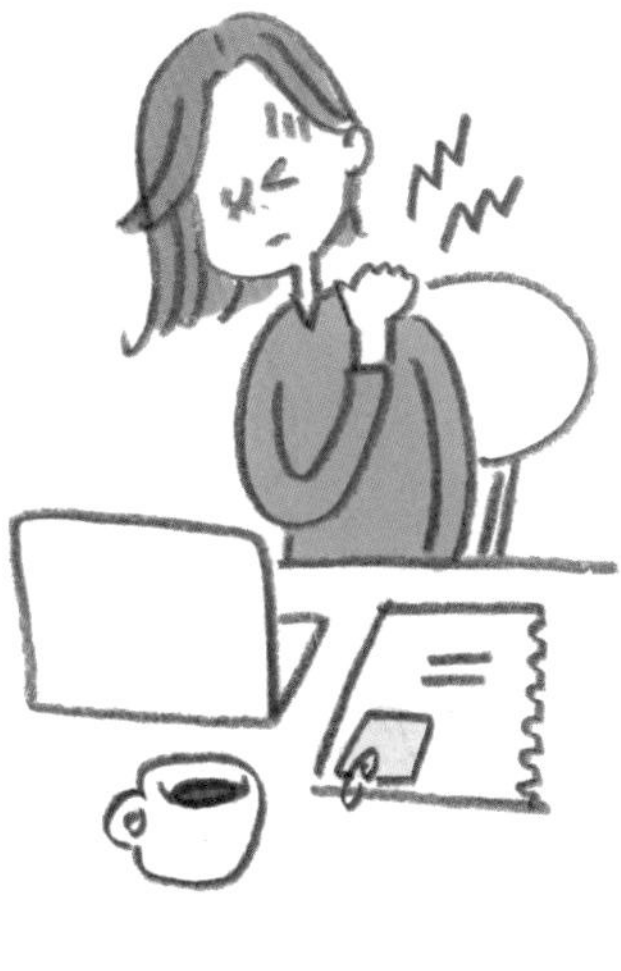

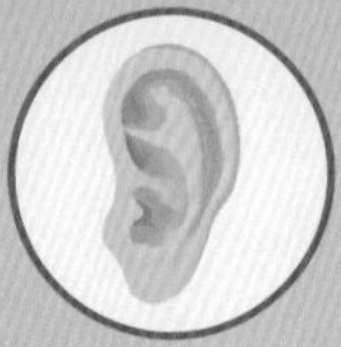

研究と経験に基づいて独自に考案

耳ツボとリフレクソロジーを融合させた施術

私は耳専門のリフレクソロジーサロンを名古屋で開設しています。なぜ「耳専門」なのかというと、私は幼いころから耳を見るのも触るのも大好きな「耳オタク・耳フェチ」だったからです。さらに、耳ツボのすごさを自分で実際に体験したことが、サロン開設の直接のきっかけになったといえます。

あるとき私はひじを故障しました。整形外科や整骨院をはじめ、マッサージ、鍼、カイロプラクティックなどをはしごしても一向になくならなかった痛みが、耳ツボマッサージの施術を受けたら一瞬でなくなったのです。

このことで耳ツボの魅力に取りつかれた私は、耳ツボについて専門的に勉強し、いくつかの資格を取得しました。その後、私たち夫婦が経営する筋力トレーニングジムの一角で、会員様向けの耳ツボ刺激の施術を始めると、とても好評で会員様が増えて、今では会員予約制の耳専門リフレクソロジーサロンとなりました。

サロンで実施しているのは、リフレクソロジーと耳ツボ療法を融合させたオリジナルの施術です。耳などには全身の臓器に対応する「反射区」という末梢神経が集中している場所があるのですが、リフレクソロジーとは、その反射区を刺激して臓器に働きかける療法です。一方、耳ツボ療法は、耳には東洋医学の「ツボ」が多く存在することから、耳のツボを刺激して臓器に働きかけます。

この2つの療法を融合させて、心と体の気になる症状の緩和を目指すのが私の施術です。施術を受けられる方の約半数はリラクゼーションが目的で、残りの半数は不調の改善や症状を軽くすることを目的にいらっしゃいます。

耳は健康と美容のバロメーターです。私はこれまでのべ5万人の方の耳を拝見してきました。耳を見ればその方の不調に関する何らかのサインが読み取れます。身体的な不調だけでなく、ストレスや緊張などの精神的な不調もわかります。

この本では、私が実際にサロンで行う施術をもとに、体調の管理や美容の促進に役立つ耳ツボのセルフケアを紹介していきます。

なお本書では、リフレクソロジーの「反射区」と、東洋医学の「ツボ」の両方を「耳ツボ」と表記しています。

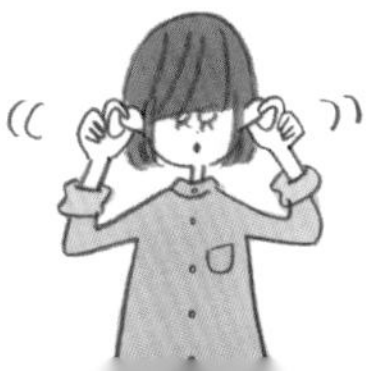

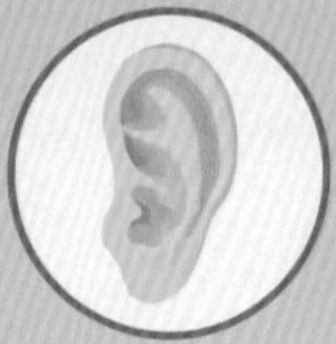

全身の臓器が耳に投影されている
リフレクソロジーの考え方

リフレクソロジーとは、体を刺激する方法として、リフレックス（反射）とオロジー（学問）が合体した言葉で、反射区療法ともいわれています。

リフレクソロジーを行う際に目安にするのが「反射区」です。反射区とは、全身の臓器や部位を反射投影している場所のことを指します。

耳の場合は、反射区が胎児形をしていて、全身の臓器や足、手などの部位が反映されています。これは、フランスのNogier.P（ポール・ノジェ）医学博士の「耳の胎児投影説」からきています（次項で説明）。

体の不調がある場所の反射区を刺激すれば、細胞が活性化して血流がよくなり、さらに免疫を上げることにもつながります。これがリフレクソロジーの考え方にな

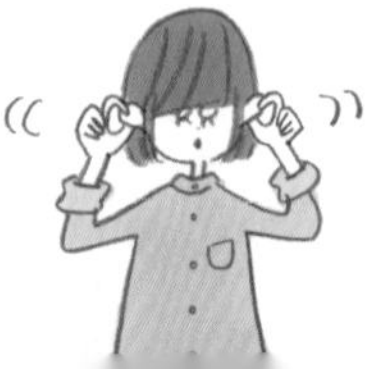

っています。

例えば、疲れ目に悩まされている人は、目に対応する耳の反射区が硬くなっていて、触るだけでわかります。耳たぶの中心部にある疲れ目のツボと合わせて毎日、少しずつもみほぐしながら刺激を与えることで、耳が徐々に柔らかくなっていくのを実感できるでしょう。第3章の施術では「①**耳たぶをもむ**」になります。

また、「一年中、足先が冷えてしまう」といった冷え性の人には、足の血流がよくなるような耳の反射区を意識してもみほぐします。この施術は「④**耳をたたんで回す**」などを行うことによって、血流やリンパの流れが改善し、体によい影響があると考えられています。

耳の反射区

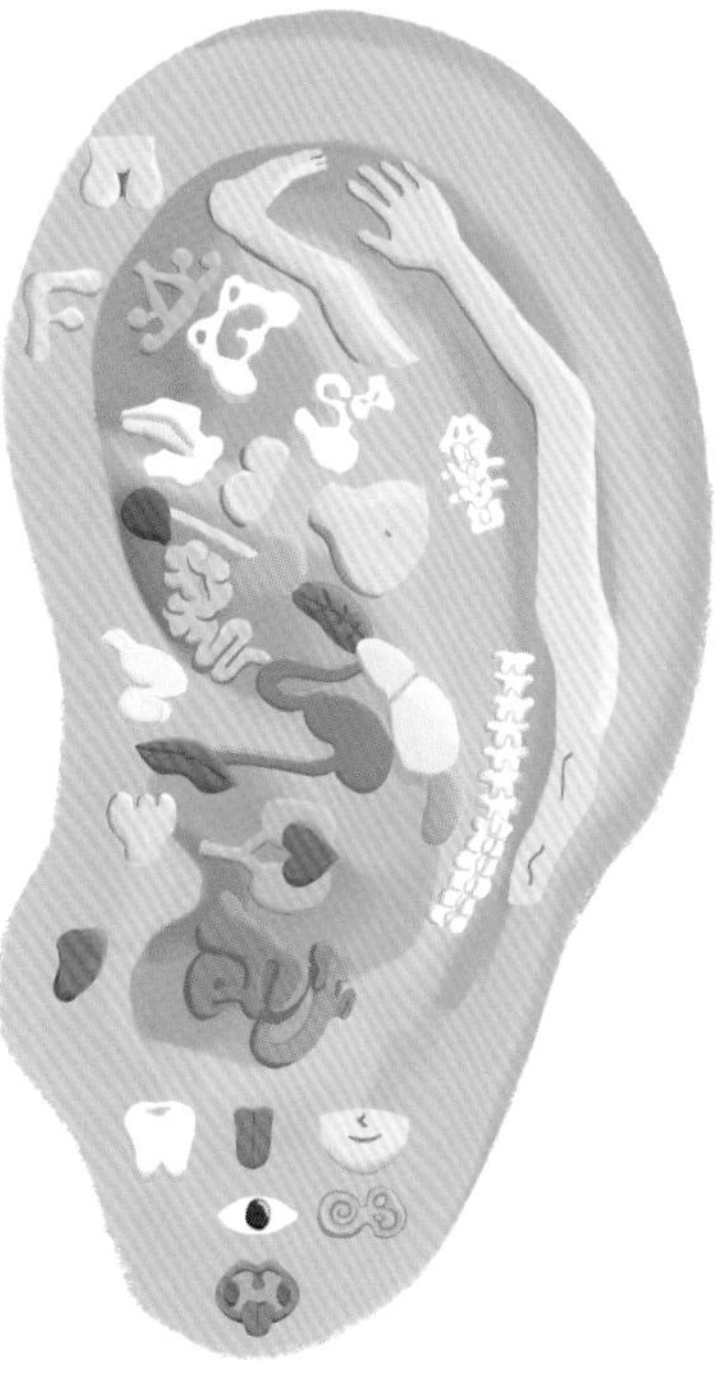

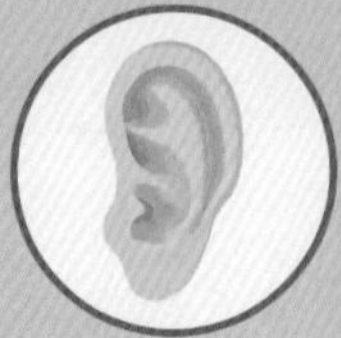

反射区が対応している

耳は胎児の形に似ている

1950年代フランスのNogier.P（ポール・ノジェ）医学博士は、「耳を焼きごてで刺激したら頑固な座骨神経痛が治った」という古代の伝承療法をヒントに、「耳の胎児投影説」を唱えました。

耳の形をよく見ると、「お母さんの子宮内で胎児が頭を下に向けて寝ている形に似ている」ように見えることから、耳の反射区は胎児を逆さにした形で人体の各器官がそのまま投影されているのではないか、といわれているのです。

この胎児の手足にあたる部位や、内臓の胃や腸などの部位がある位置は、耳の反射区（全身の臓器や部位を示す位置）になっています。

例えば、胎児の頭に相当する部分である耳たぶには、目や耳、あごなど、頭の周

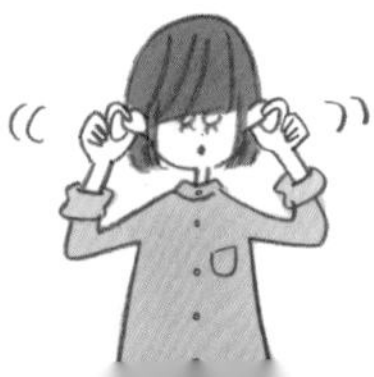

辺に対応する反射区が集まっています。ほかにも、耳の外側にあるツボを刺激すると、自律神経の交感神経の働きを優位にする効果があります。

この研究から、耳介（耳全体のうち外に出ている部分のこと。Ｐ１２９参照）の特定の部位やツボを刺激すると、それに対応する疾患や症状に効果があることがわかり、「耳介療法」として、反射区や耳ツボは世界に広がっていったのです。

また、東洋医学では耳は「腎」と深いつながりがあると考えられています。東洋医学の「腎」は、生殖機能や骨などと関連があり、耳は生命エネルギーをためる重要な場所でもあるとされています。

耳の反射区は
胎児の体の位置が
投影されている

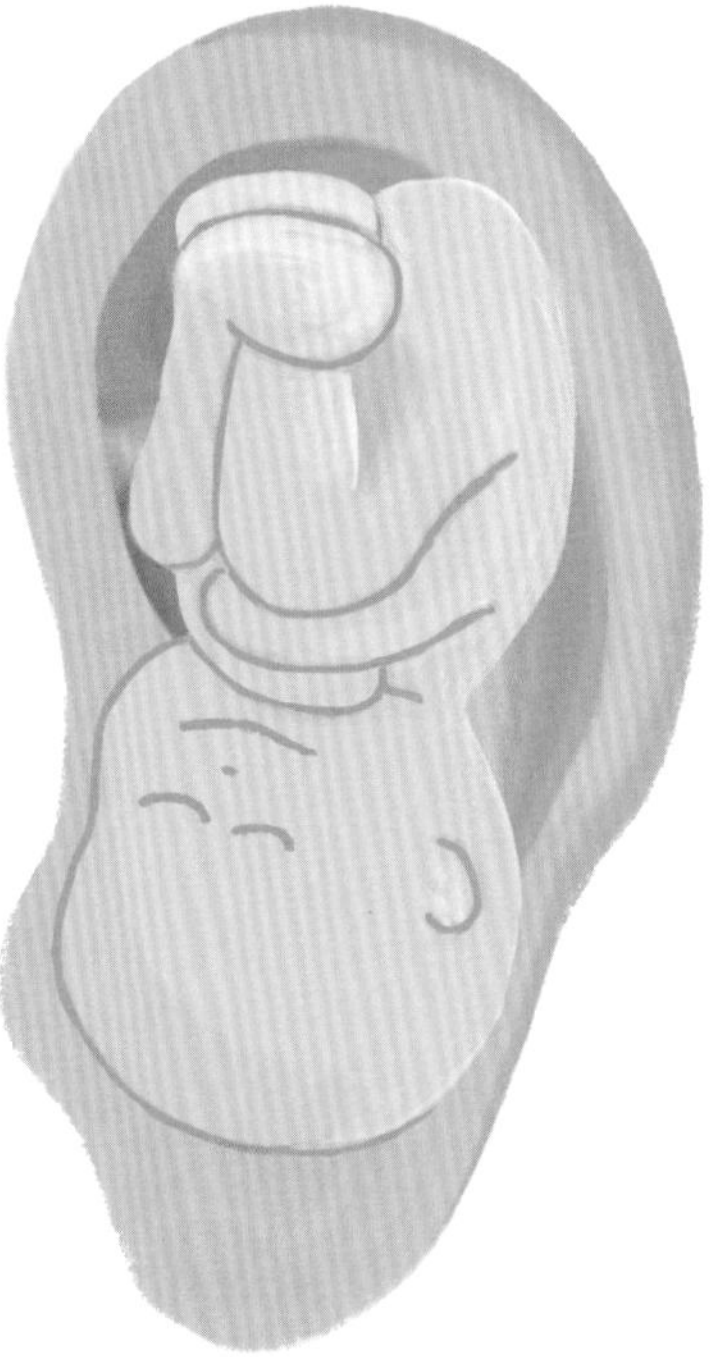

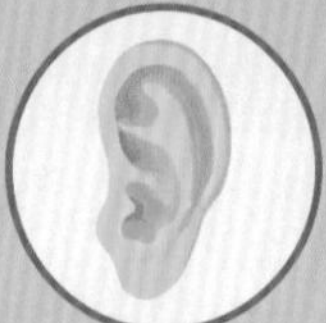

生命エネルギーである「気」は全身を巡る

体や耳や足裏のツボは「気」の交差点

私たちの体には数百か所にのぼるツボがあるといわれています。耳は体全体から見ると小さな器官ですが、耳には多数のツボがあります。

では、このツボとは何でしょうか。

東洋医学では人間の体は「気《き》」「血《けつ》」「水《すい》」という3つの要素でできていると考えられています。「気」は生命エネルギー、「血」は血液、「水」は体液を表します。

3つの要素が体の中を循環することで、私たちの健康が保たれるとされています。1つでも滞ってしまえば、バランスが崩れて不調が表れてしまうのです。

3つの要素のうち、「気」は目に見えない存在で、東洋医学に特有の考え方だといえます。「気」が十分にみなぎっていて健康で活動的な状態を「正気」といいます。反対に、「気」が不足していて活動が抑えられている状態は「病気」だととらえら

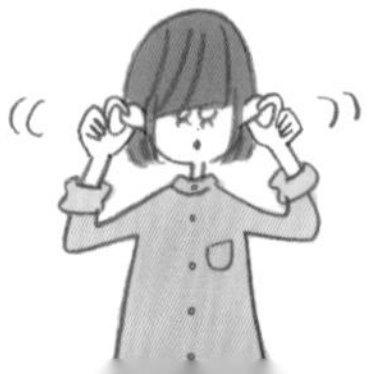

れています。

この「気」が流れる通り道を「経絡《けいらく》」といい、全身にくまなく張り巡らされています。体の中に主な経絡は12本あり、臓器から出発した「気」は、経絡を通って全身を循環するとされています。

経絡上の重要な部分にあるのがツボです。ツボは「気」が出入りする場所だと考えられていて、いわば「気」の交差点ともいえます。

体の中の臓器に不調が生じたとき、その経絡上にあるツボを押すと痛みを感じます。そのような場合は、体の表面にあるツボに適切な刺激を与えることによって、経絡を通じて臓器に働きかけ、体の不調を解消することができるのです。

例えば、耳の穴の前にある「飢点《きてん》」という耳ツボは、食べ過ぎを防ぐといわれています。この耳ツボを刺激すると脳の満腹中枢に働きかけることで食欲を抑える効果が期待できるため、ダイエットをしたいときに役に立ちます。

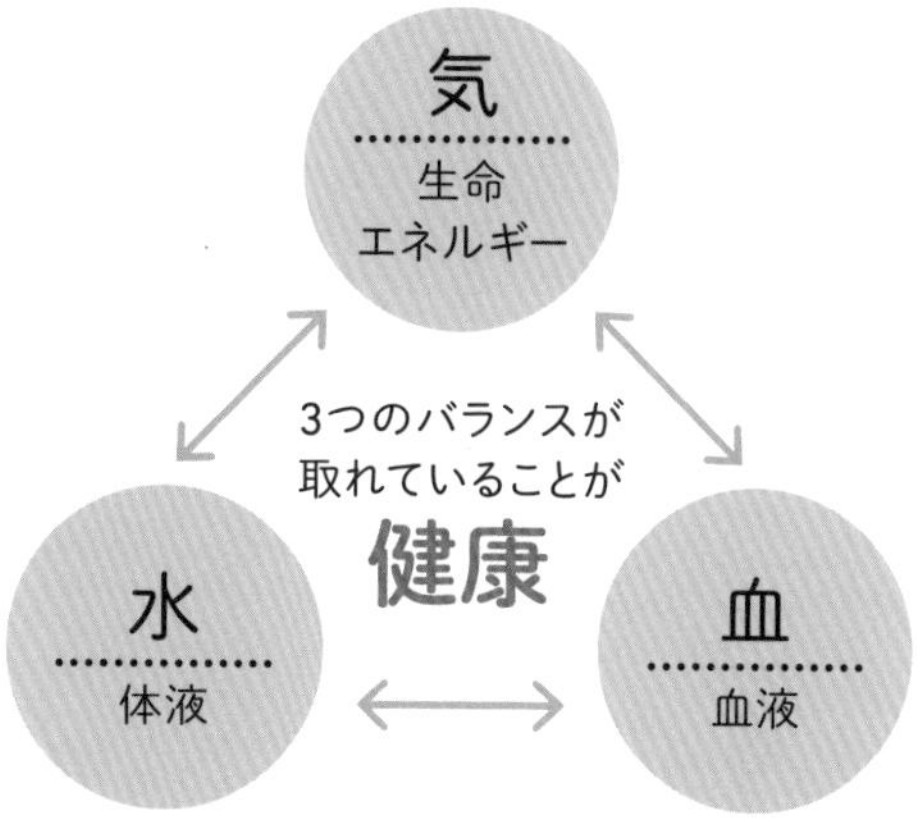

東洋医学では人の体内で「気」「血」「水」の3つの要素が循環することによって健康が維持できると考える。1つでも不足すれば不調が引き起こされやすい。

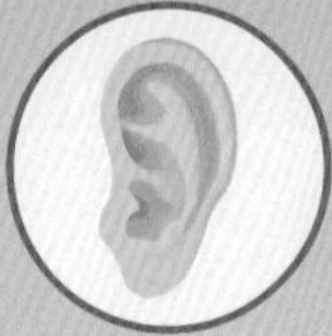

体の中で耳は重要な器官

毛細血管が集まる耳と血流の関係

意外に知られていないのが、耳の周りの血管と体の血流との関係です。耳の周辺には、顔や脳に通じる多くの血管が通っていることをご存じでしょうか。

例えば、耳のそばを通っている血管には、脳に血液を送る「浅側頭動脈」や、耳に血液を送る「前耳介動脈」などがあります。また、耳にはこれらの血管から枝分かれした網の目のような「毛細血管」も通っています。

耳の脇にある動脈付近をさすれば、血流がよくなり、その結果、耳全体に網の目のように通っている毛細血管の血流もよくなるのです。

さらに、耳を刺激することで脳への血流もスムーズに。より多くの酸素や栄養素を脳に届けることができるため、脳の働きを活発にできるのではないかと考えられ

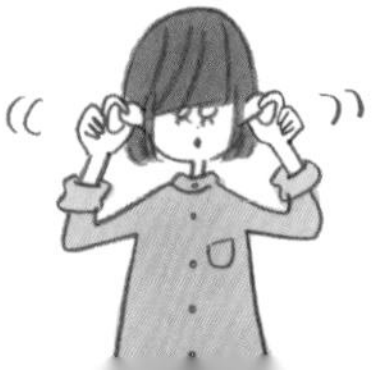

ています。

全身の血流が悪くなることが原因で、体の不調や病気につながることがあります。耳ツボを刺激したり、第3章の「❻耳の全体をさする」などの方法によって耳の脇に刺激を与えれば、全身の血流がよくなり、体がぽかぽかしてくるのを実感できるでしょう。

ただし、耳ツボを刺激すれば血流がよくなるからといって、一日中、家の中でテレビを見て、運動不足になるのは禁物です。座っている時間である「座位時間」が長くなってしまい、座りっぱなしでは筋肉を動かさないため、足の太ももの大腿四頭筋などが衰えて代謝が下がり、かえって血流が悪くなってしまいます。

耳の表面の血管

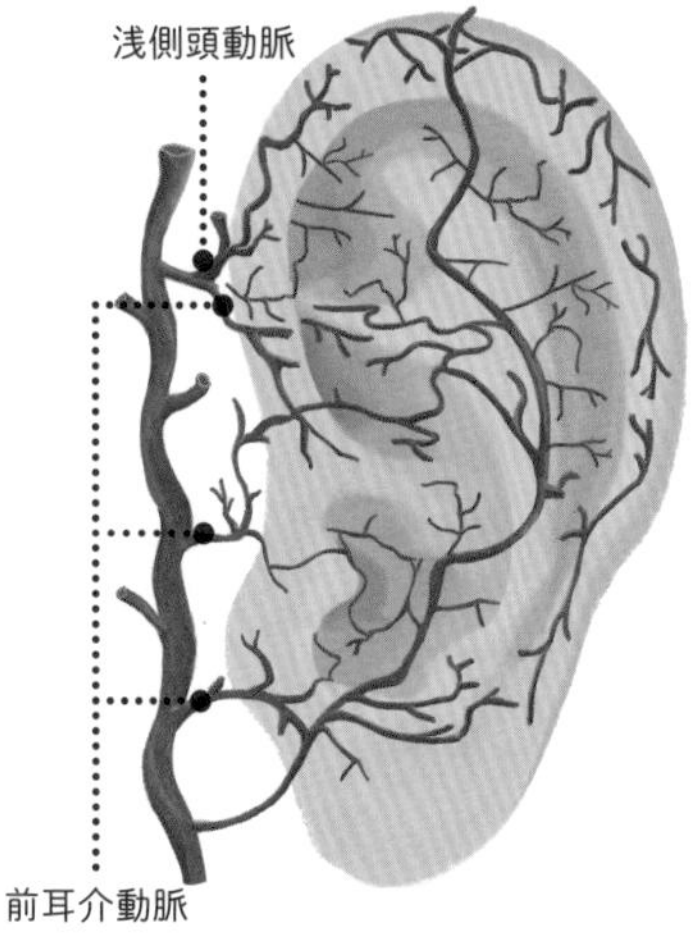

耳の裏面の血管

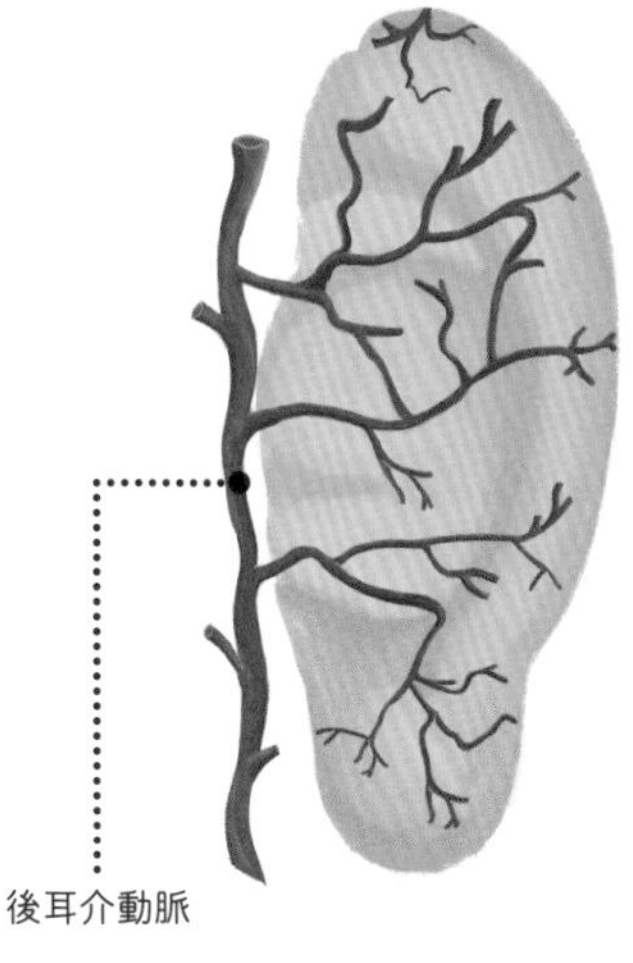

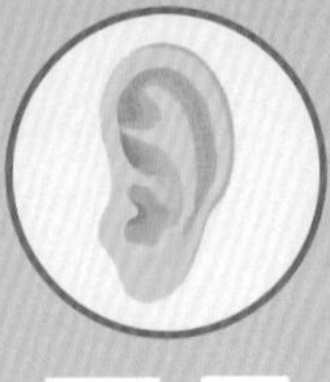

体を不調や病気から守る
耳ツボを刺激すれば免疫力が高まる

私たちが健康を維持するうえで、体の血流をよくして全身に酸素や栄養素、熱を届けることは重要です。前のページでも説明しましたが、耳ツボや耳の脇を刺激することで、体の血流がスムーズになります。

血流をよくすることのメリットは、それだけではありません。体を健康に保つための免疫力を高めることにもつながるのです。

免疫とは、私たちの体に備わっている防御機能のことをいいます。体外から侵入した細菌やウイルス、体内で発生したがん細胞などから体を守るしくみです。

この免疫システムの中心となっているのが血液の中の白血球です。

白血球は血流によって全身を循環しながら、細菌やウイルス、がん細胞などの異

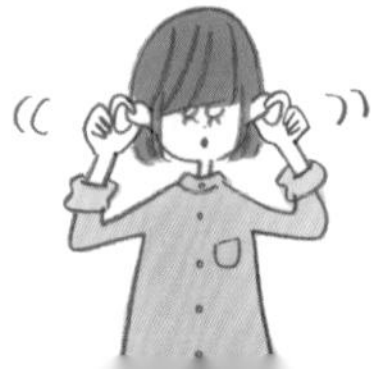

物を発見して攻撃します。

例えば、転んでひじにすり傷ができたときは、傷口から侵入した細菌を白血球が撃退してくれます。また、白血球は体に発生したがん細胞を早期に見つけて破壊し、がんの発症を防ぐ働きもしてくれます。白血球の働きによって私たちの健康は保たれているのです。

しかし、全身の血流がスムーズでなくなると、免疫力が低下します。なぜならば、血流が悪くなると白血球が十分に働くことができず、異物を発見して処理する力が弱まるからです。その結果、体に不調や病気が生じやすくなってしまいます。

そうならないためにも、耳ツボを刺激したり、耳の脇の血管付近をさするようにすれば、血流をよくすることができ、白血球の働きが回復して免疫力を高めることに役立ちます。

耳ツボを刺激すれば免疫力を高めることにつながりやすい

耳ツボを刺激して血流をよくすれば、白血球の働きが活発化しやすく、免疫力を高めることにつながる。免疫力が上がれば病気を防ぐことが期待できる。

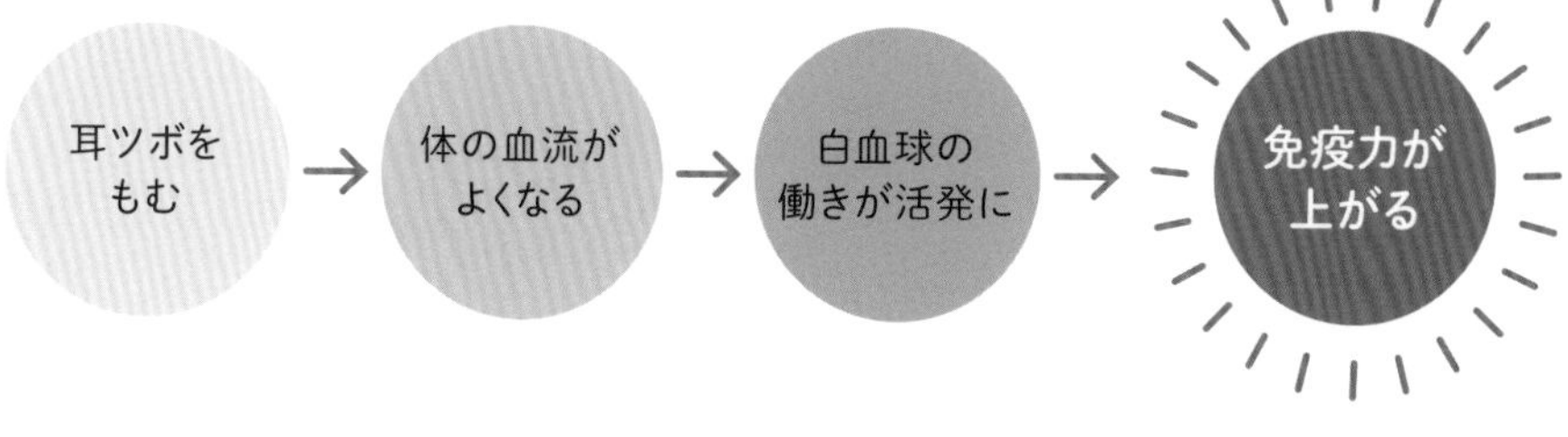

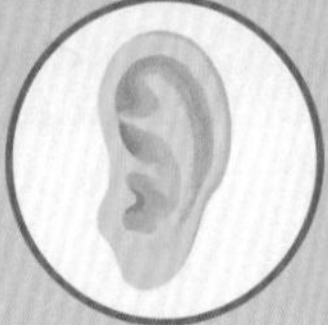

日頃からの習慣が大切

低下した免疫力は耳ツボ刺激で回復

免疫力は年齢とともに低下していく傾向にあり、その原因はいくつか挙げられます。そのうちの1つがストレスです。

私たちは仕事や日常生活の中でさまざまなストレスを感じています。家庭や職場などの人間関係、忙しい仕事、暑さや寒さの厳しい環境なども、ときにはストレスになりやすく、免疫力の低下を招く原因になりうるのです。

ほかにも、免疫力を下げる要因として、栄養バランスの乱れ、暴飲暴食、睡眠不足、運動不足や過剰な運動、不規則な生活、喫煙などが挙げられます。また、自律神経が乱れて交感神経と副交感神経のバランスが崩れてしまうことも、免疫力の低下につながります。

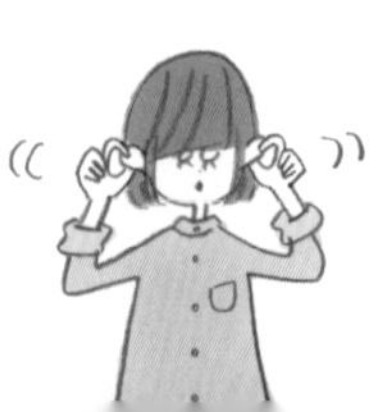

免疫力が下がると、さまざまな病気にかかりやすくなるだけでなく、病気が悪化してしまうリスクが高まります。

かぜやインフルエンザなどの感染症、アレルギー疾患をはじめ、歯周病、生活習慣病、がんなどの病気の引き金になることもあります。

このような病気を発症するリスクを軽減するためにも、免疫力を高めておくことが大事です。

日頃から、免疫力を上げることにつながる耳ツボを刺激したり、第3章の「④**耳をたたんで回す**」という施術を毎日行うようにします。

耳ツボの施術に加えて免疫力をさらに上げるためには、生活習慣を見直すことも必要です。十分な睡眠をとって早寝早起きをする、適度な運動を行う習慣をつける、自分なりのストレス解消法やリラックス法を見つける、といったことを行うのが有効です。

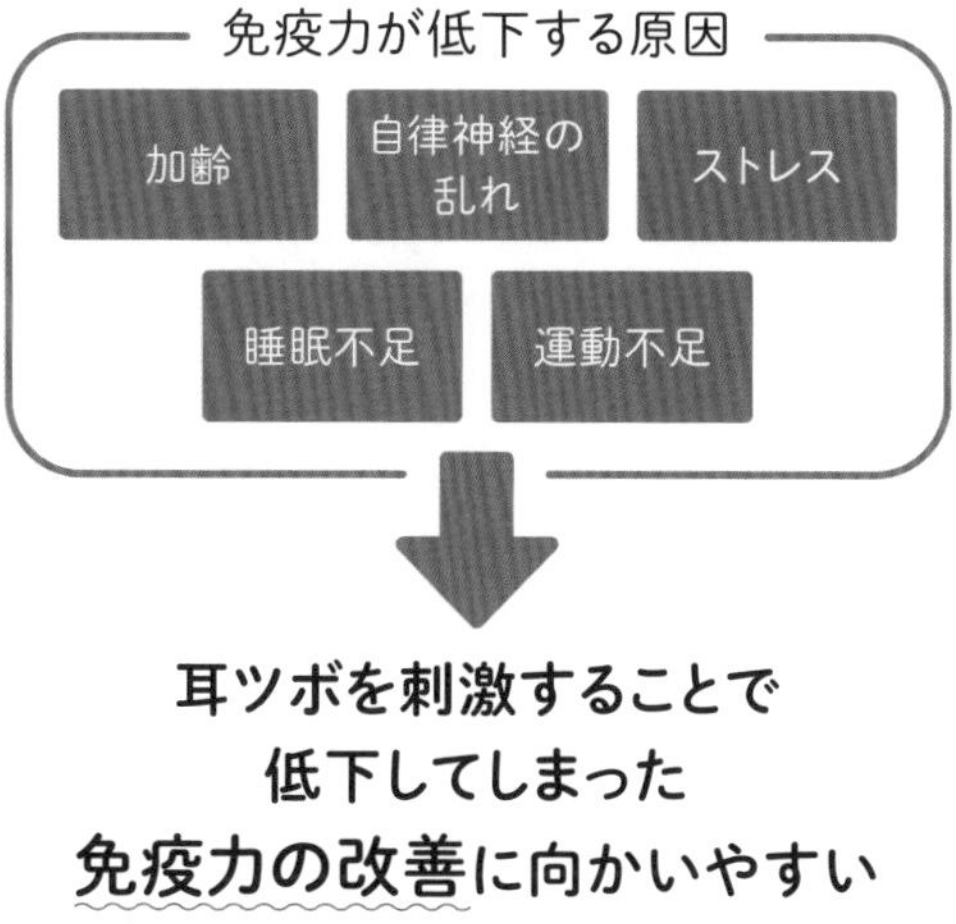

免疫力はさまざまな原因によって低下してしまう。耳ツボを刺激することによって免疫力の回復を目指したい。

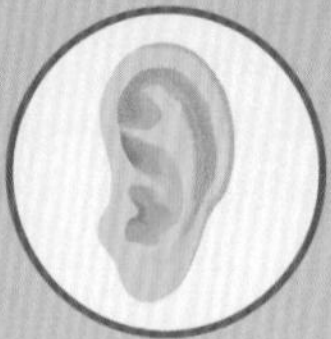

交感神経と副交感神経のバランスが大事

自律神経は耳ツボを刺激すると整いやすい

耳は自律神経とも密接に関係しています。この自律神経とは、どのような働きをしているのかご説明します。

自律神経は、私たちが生きていくために欠かせない体の機能をコントロールしています。私たちの体内で、呼吸や心拍、消化吸収、ホルモンの分泌などは、自分の意思とは関係なく行われていますが、その働きを調整しているのが自律神経です。自律神経は、私たちの体を健全に保つために働いているのだといえます。

自律神経には交感神経と副交感神経という正反対の働きをする2つの神経系統があります。

まず交感神経は、主に昼間、仕事や勉強などの活動しているときに優位になりやすい神経です。交感神経が優位になると、血管が収縮して血圧が上がります。心拍数も増えて呼吸が速くなり汗も出るなど、体が興奮して緊張した状態になります。

社会生活を送るうえでは、交感神経が働いて意識を集中させ、適度な緊張感を保ちながら活動することが必要だといえます。しかし、交感神経がずっと優位のままでは体が疲れてしまい、ストレスもたまっていきます。

一方、副交感神経はどちらかといえば夜に優位になりやすい神経です。睡眠中や休憩をしているときに働き、血管を広げて血流を促したり血圧を下げる作用があるため、食べ物の消化を促進します。

副交感神経が優位になれば、心拍数が減り呼吸も深くゆっくりとしたものになり、体がリラックスできます。

この交感神経と副交感神経はシーソーのような関係で、どちらか一方が優位になっているときは、もう一方の働きは停滞するというように、バランスを取りながら体と心の働きを調節しています。

２つの神経のバランスがうまく保たれているときは、私たちの心身は快適な状態が維持されます。耳には自律神経が通っているため、耳ツボを刺激することは自律神経のバランスを保つことにつながると考えられます。

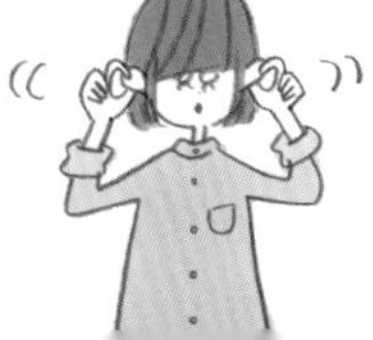

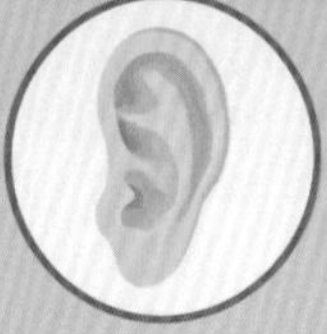

乱れた自律神経を整える

耳ツボへの刺激で副交感神経に働きかける

手で耳に触れると心地よさを感じる人は多いのではないでしょうか。なぜ心地よいのかというと、耳の内部や穴の周辺部に副交感神経が通っていて、その神経が刺激され心身がリラックスした状態になるからです。耳ツボを刺激することで、同じようなリラックスした状態になれます。

私たちが日常生活を送るうえでは、交感神経が優位になりすぎる場面が多いようです。それが原因で自律神経が乱れてしまうことがよくあります。ストレスが徐々に蓄積されて体や精神面での不調を招きやすく、さまざまな病気の原因になることも少なくありません。

そのような交感神経が優位になりすぎた状況でも、耳ツボを刺激して副交感神経

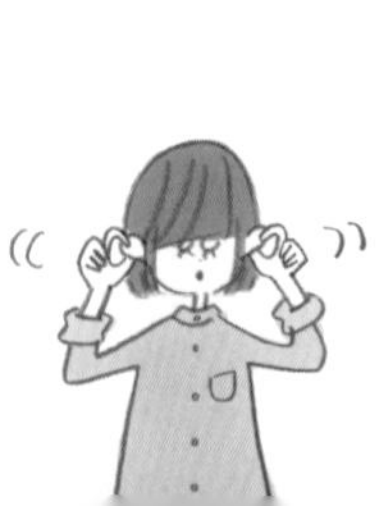

を優位に保つことが可能です。副交感神経が優位になれば、気持ちが落ち着いて心拍数も下がり、緊張を緩められることにつながります。

　自律神経を整えるには第3章の「④**耳をたたんで回す**」という施術が向いています。耳を指で上下に折り曲げてから回しますが、慣れないうちは耳を折り曲げるときに痛みを感じることがあるため、無理のない範囲で行うようにします。

　耳に刺激を与えることに加えて、自律神経を整えるには規則正しい生活を送ることも大事です。朝起きたら朝日を浴びる、夜寝る前にぬるめのお湯で入浴するなどを心がけます。自律神経が整えば心身ともに健康的な生活が目指せます。

副交感神経が働く 夜など休息しているときなどに働きやすい		交感神経が働く 昼など活動しているときなどに働きやすい
リラックス	心	興奮・緊張
減少	心拍数	増加
下降	血圧	上昇
拡張	血管	収縮
促進	消化	停滞

自律神経の働きと心身の関係

交感神経と副交感神経のバランスが保たれていることが重要。昼間は交感神経が働いて活発に活動し、夜は副交感神経が働いてリラックスして休息するのが理想的だといえる。

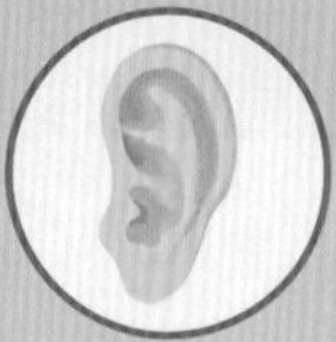

体の老廃物を排出する作用をもつ

耳ツボを刺激してリンパの流れをよくする

耳のツボに刺激を与えると、リンパの流れをスムーズにすることが期待できます。このリンパは、体のどこに流れているものなのかご存じでしょうか。

リンパは全身に張り巡らされたリンパ管の中を流れている体液で、細胞から排出された老廃物や細菌などを回収する働きがあります。リンパ管は血管に沿って流れていますが、血管とは違って体の中を循環しているわけではありません。

リンパの流れは手先や足先などから心臓の方向に向かう一方通行です。体の末端の細い毛細リンパ管は、合流を繰り返しながら次第に太いリンパ管に流れていき、最終的には静脈に合流します。

リンパ管の途中には、リンパ節というフィルターの役割をする部分が多数存在します。老廃物や細菌などをろ過する働きがあるのです。リンパはリンパ管でろ過されてきれいな状態で静脈に合流し、心臓に戻ります。

血液の流れは心臓のポンプ機能によって作られますが、リンパの流れは筋肉の収縮などによって作り出されます。流れるスピードは血液に比べるとゆっくりとしていて、運動不足で筋肉の収縮が少なくなれば、リンパの流れが滞ることもあります。

リンパの流れが悪いと、体の中にたまった老廃物などを排出することができなくなり、体がむくんでしまいます。朝起きたときに、顔がむくんでいると感じる人がいるようですが、それは寝ている間は筋肉が動かないため、リンパの流れが滞ってしまうことが原因だと考えられます。また、リンパの流れが悪くなれば免疫力も低下して、疲れやすく、肩こりなどの不調が起こることもあるのです。

例えば、顔の筋肉は笑ったり会話をしたりすることなどによって動きます。顔の筋肉の動きがリンパ液の流れを作り出しますが、近年はスマートフォンなどを無表情で長時間見る人もいて、リンパが滞りやすくなっています。

耳の周りには耳下腺リンパ節、耳介前リンパ節などのリンパ節があるので、耳の周りを刺激することで、顔のむくみの解消につながります。

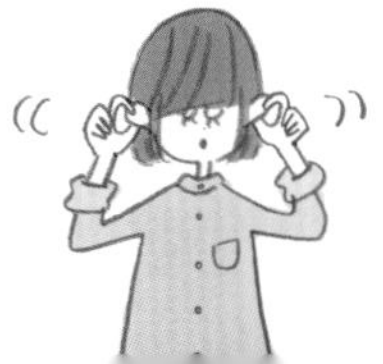

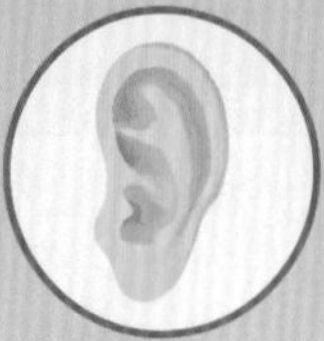

心身の不調の改善に役立つ

耳ツボを刺激するとどんなことが期待できるか

これまで、耳が私たちの心や体と、どのように深く関わっているかをご説明してきました。簡単におさらいしましょう。

耳の周辺には、脳や体の働きに関わる多数の神経が通り、耳には自律神経も分布しています。そのため、耳ツボを刺激すると自律神経の乱れが改善に向かい、交感神経と副交感神経のバランスが整いやすくなります。

ほかに、耳の周りには血管やリンパ節なども集まっています。耳ツボを刺激すれば血流をよくすることができ、免疫力を高めることにつながります。免疫力が高まることによって不調や病気を防ぎやすくなるのです。また、耳の周りにあるリンパ節への刺激によって、リンパの流れをスムーズにでき、むくみも取れやすくなるなど、美容にもよい影響を及ぼしてくれます。

耳ツボを刺激することのすばらしさは、それだけにとどまりません。「耳を触れば全身の状態がわかる」といわれることがありますが、これは、耳には体の不調が反映されやすいことを表します。耳ツボは、関連する臓器の影響を受けていて、その臓器が不調ならば対応する耳ツボがある耳たぶや耳の外側などが硬くなることがあるのです。硬くなった耳をもむことで、臓器の不調を和らげやすくなります。

毎日耳に触れていれば、耳の様子の細かな違いにも気がつくようになります。それが自分の体調のバロメーターだといえます。自分の体調を自分でチェックして調整するという気持ちで、耳をもむといいかもしれません。

耳をもむ習慣をつければ、耳はどんどん柔らかくなっていきます。それと同時に不調も和らいでいくように感じます。これは私自身が経験したことでもあり、サロンで施術をしている方にも実感していただいています。

耳ツボを刺激することは体に嬉しい変化をもたらしやすく、私たちを健康へと導いてくれます。気になる症状がある人は、無理をせずに心地よく耳をもむことが大切です。そうすれば不調が和らぎやすくなるだけでなく、自分自身を見返すきっかけにもなるのではないかと思います。

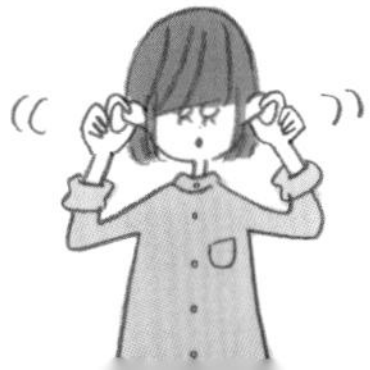

column 1

耳でわかる性格

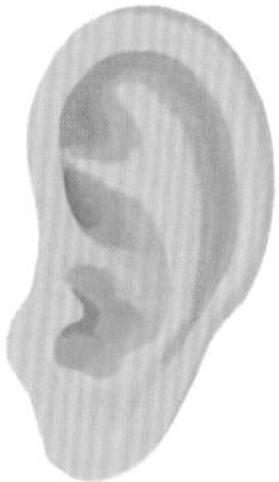

私が運営する耳専門のリフレクソロジーサロンには、いろいろな耳の形をしたお客様が来店します。耳たぶが厚い人や耳の上部がとがっている人など、形は千差万別で見ていると楽しいです。人相学では、耳の形で性格がわかるといわれているそうです。

また、耳の形で人生が変わることもあるようです。そのため、ある有名な占い師は、自分の耳を整形したという話を聞いたこともあります。

私は占い師ではないので何とも言えませんが、のべ5万人の耳を見てきた中で**9割ほど当たっていると思うこと**があります。

それは、**人の話を聞く人か、聞かない人かは、耳の付き方でわかる**ということです。耳が正面に向いている人は、相手の話をよく聞きます。正面から見て耳がよく見えない、あるいは外を向いている耳の人は、相手の話を聞かないことが多いです。

耳の施術をしているときでも、話を聞いてもらえなかったり、こちらの話が伝わらないことがあります。そんなときは「この人は、こういう耳の付き方をしているから、仕方ないな……」と思って落ち込まないようにしています。もし、**人の意見を聞かない人がいたら、耳を見てはいかが**でしょうか。

人はそうそう変えられないので、そういう人に対応するときは**自分を変えるしかない**、というのが私の得た教訓です。

第2章

症状に合った耳ツボを刺激

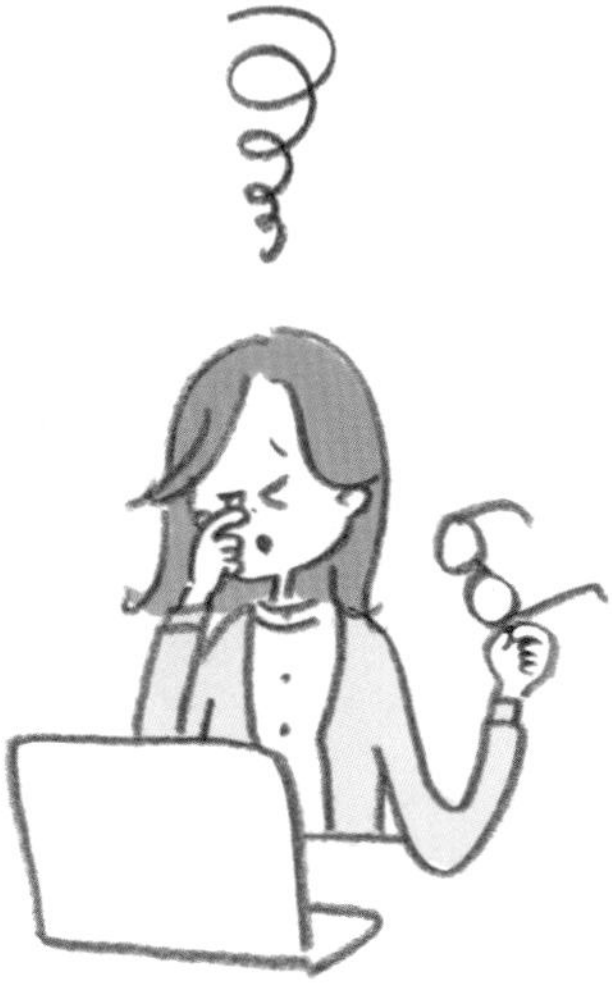

気になる症状＆効果

疲れ目

「疲れ目」は目の使い過ぎから起こり、物を見るときにかすんだり、充血したりするなどの症状が表れます。

耳たぶの中心部近くに疲れ目の耳ツボがあります。右目のツボは右耳、左目のツボは左耳に対応していて、指でもんでみると左右で痛みに差が出る場合があります。痛みを感じた耳のほうの目がより疲れていることになります。耳ツボを押して、どちらの耳が痛いか、確認してみましょう。

耳ツボを刺激していると、血流がよくなり目がスッキリしたことを実感できます。この施術をしたところ、視界が急に明るくなって、思わず「今、電気をつけた？」と聞いた人がいました。まぶたが上がって目が大きくなり驚いた人や、視界が広がったように感じる人もいます。

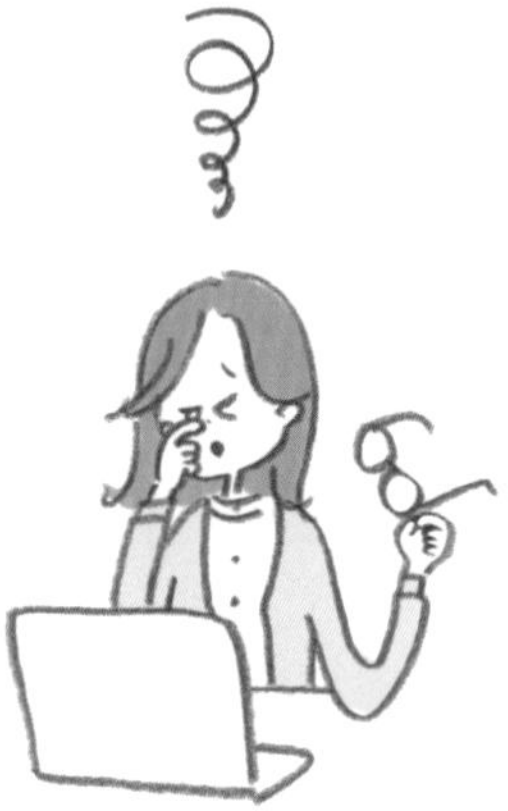

疲れ目の原因とされているのが、日常生活や仕事で使う、スマートフォンやパソコンなどのデジタル機器による目の酷使です。スマートフォンでゲームをしたり、頻繁にＳＮＳをチェックする人などは、細かい文字や動画を近い距離から見ることで、疲れ目になりやすいです。

また、加齢とともに目の老化現象である「老眼」も進んでいきます。老眼は手元など、近くのものが見えにくい状態です。老眼が進むにしたがって疲れ目になりやすいだけでなく、目が乾きやすい「ドライアイ」なども起こりやすくなります。

このような、疲れ目を招く環境にも目を向けるようにして、前向きに改善する必要があります。

コンタクトレンズを装用していてドライアイで目が痛かったけれど、耳ツボをもんだあとはすぐに目が潤ってきて痛みがなくなったという人もいました。

今一度、自分の疲れ目の原因を見直してみることも必要かもしれません。

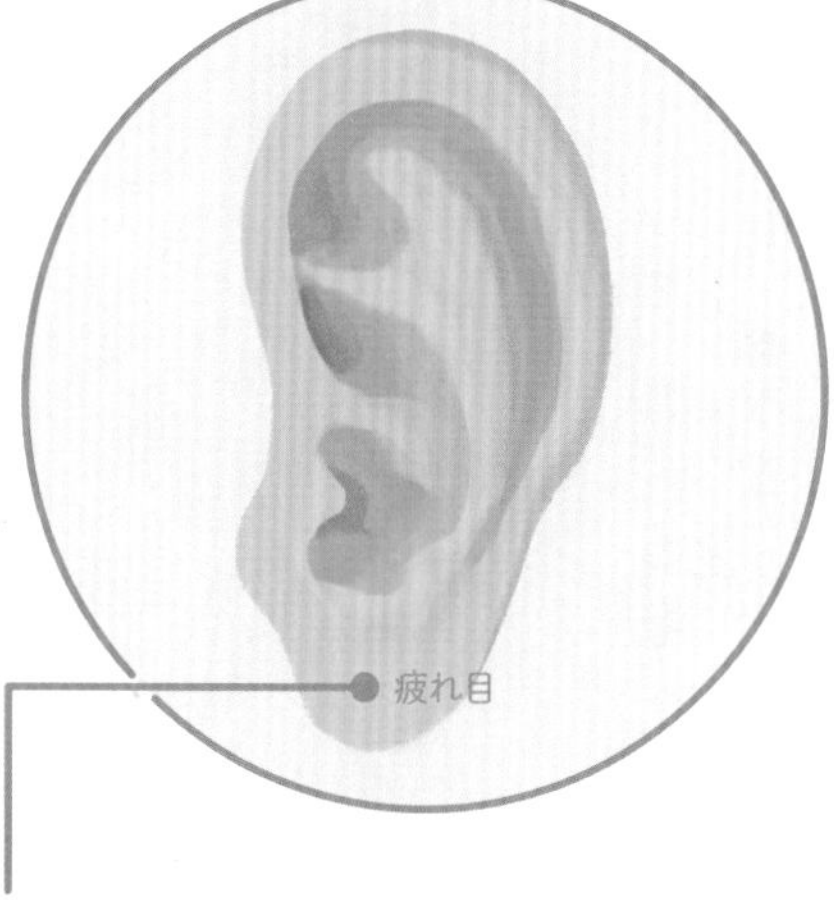

「疲れ目」のための耳ツボの位置

疲れ目のツボは耳たぶの中心部近くにあります。

気になる症状&効果

リフトアップ・小顔

若いころは小顔でフェイスラインがシャープな人でも、加齢や体重増加などが原因で、顔の脂肪がたれ下がっていきます。特に、頬から顎にかけてのラインがたるみやすく、二重あごやほうれい線も目立ちます。

顔にたるみができるのは、年齢とともにコラーゲンが減少し、皮膚の弾力性が低下していくことなどが原因です。

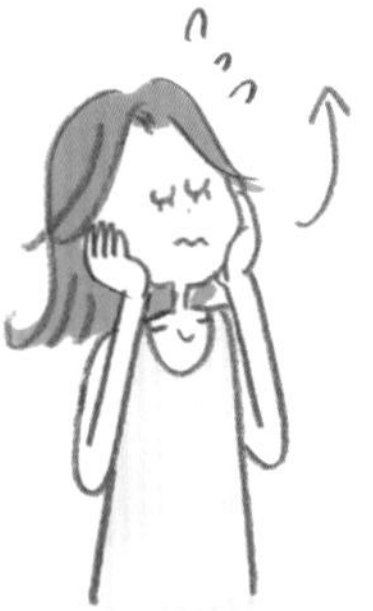

リフトアップをしたいときや小顔になりたいときは、耳の裏側の耳たぶの中心付近を親指と人差し指で集中的にもみます。なるべく、耳を触って温かくなるぐらいまでを目安にもみほぐします。

また、第3章で紹介している①～⑦の施術をすべて行うようにします。血流がよくなり、顔がいままでの見た目の大きさと違いがでて、小顔になっていることを実感できます。まず、目の開きが大きくなります。

この施術を行うとリンパの流れもスムーズになり、たるみが解消できてフェイスラインが引き締まります。

このリフトアップ・小顔の耳ツボをもむのは、朝、メイクをする前に行うと、効果を実感できます。毎日の習慣にするといいかもしれません。

この施術には即効性があり、「耳をもんだらすぐに顔がシュッとした。魔法みたいだ」と、感嘆の声が上がることがよくあります。

プロのモデルさんからも「モデルの仕事で大事な撮影があるときは、念入りに耳をもんでいます」という声が聞かれました。

フェイスラインをスッキリさせたいと思って、1カ月ほど耳ツボをもみ続けた人は、久しぶりに会った知人に「何だか若返ったんじゃない?」と言われ、とても嬉しかったそうです。

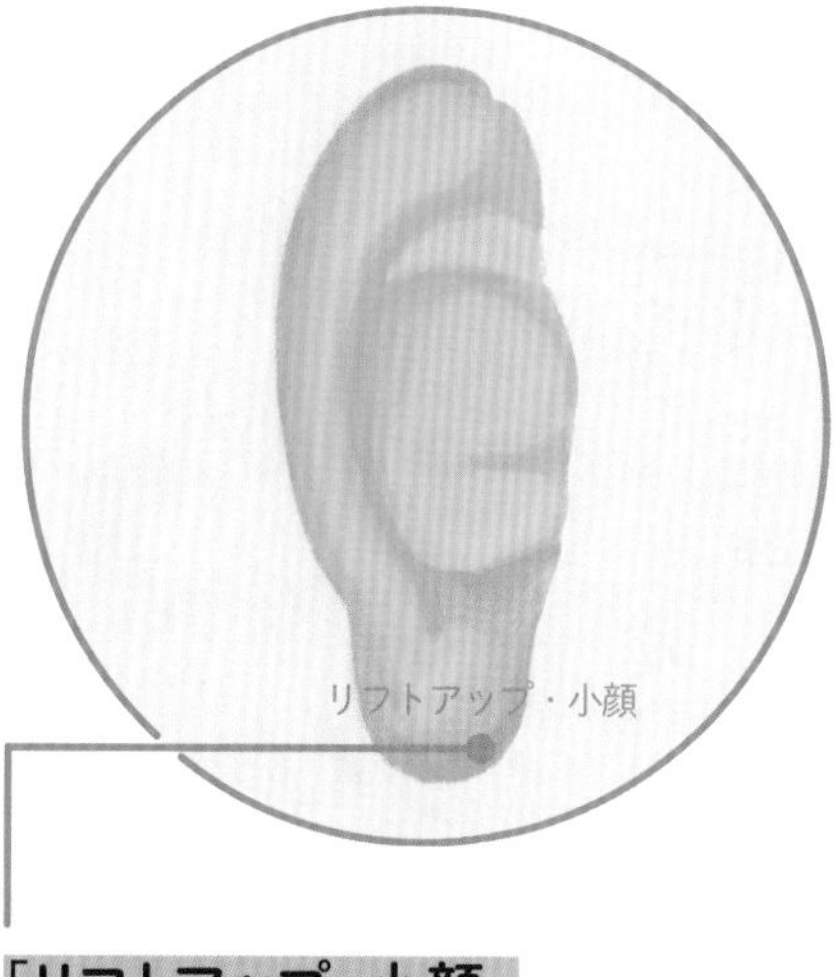

「リフトアップ・小顔」のための耳ツボの位置

リフトアップ・小顔のツボは、耳の裏側の耳たぶの中心付近にあります。

気になる症状&効果

美肌

加齢にともなって血流が悪くなりやすいため、血流を通して顔に栄養分が届きにくくなってしまいます。そのため、しわやシミができたり、肌の色がくすんできたり、毛穴が開いてくるなど、肌の悩みも増えていきます。

いつまでも美しくみずみずしい肌は、女性のあこがれです。

美肌の耳ツボは耳の裏側の耳たぶの中心付近にあります。耳ツボに刺激を与えることで、ホルモンバランスが整い、新陳代謝を促す作用があります。

ただし、リンパが滞っていたり、むくみなどがある場合はツボを刺激したときに少々痛みを感じるかもしれません。無理のないようにツボをもみほぐすようにします。この美肌のツボを刺激すると、血流とリンパが流れやすくなります。そのため、いつもより肌の色がワントーン明るくなったり、肌にハリとつやが出てきたりしま

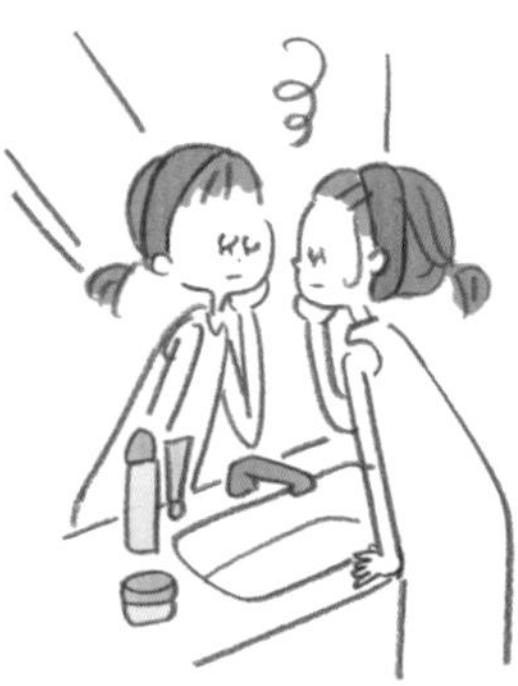

す。
耳ツボをもみほぐすのは、朝の洗顔をするときやメイクをする前が最適です。なぜなら、メイクのノリが次第によくなっていくのを実感できるからです。肌の悩みを抱えている人は、美肌のツボを押すことを毎日の習慣にしてください。合わせて、自分の年齢や肌のタイプに合ったスキンケアをすることで、肌の質感の変化に気がつくでしょう。

肌の健康のためには、食事に気をつけることも大切です。たんぱく質、ビタミン、食物繊維、亜鉛などのミネラルをバランスよく摂取します。

日常生活でも、血流をよくするためにウォーキングなどの適度な運動を心がけます。体を温めるために、入浴のときはぬるめのお湯にゆっくりつかります。

肌がきれいになれば表情も明るくなり気持ちも前向きになって、自分に自信がもてるようになる人が多いです。

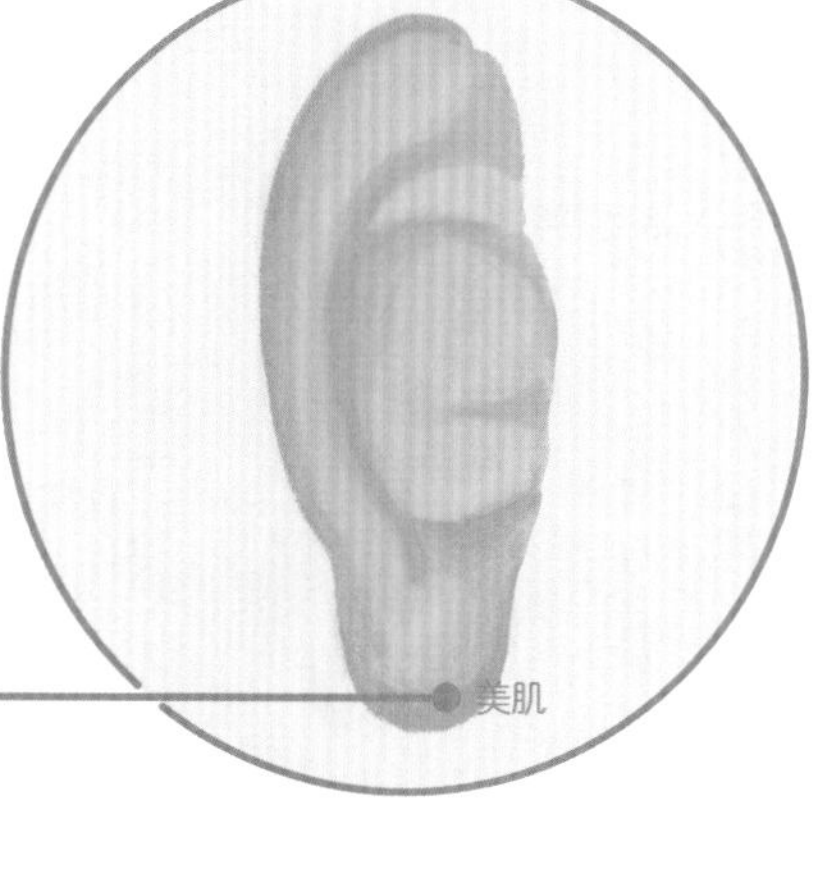

「美肌」のための耳ツボの位置

美肌のツボは耳の裏側の耳たぶの中心付近にあります。

気になる症状&効果

ストレス解消

私たちは仕事が忙しいときや、人間関係がうまくいかないときなどにストレスを感じます。ストレスがあると交感神経が優位になり体が緊張します。血管が収縮して血流が滞りやすく、イライラしたり不眠になることもあります。
その状態が続くと自律神経のバランスが崩れ、免疫力も低下してしまいます。

ストレス解消の耳ツボは、耳の裏側の上部のくぼみの内側にあります。ここを押したり親指と人差し指でもんだりすれば、ストレスを和らげることができます。
また耳の内側には、気持ちを落ち着かせる副交感神経が集まっているので、そこを手で触るとリラックスしやすいようです。

これらの方法を覚えておけば、ストレスを感じたときにすぐに耳を触って気持ちを切り替えることができます。ストレスを完全になくすことはできないかもしれま

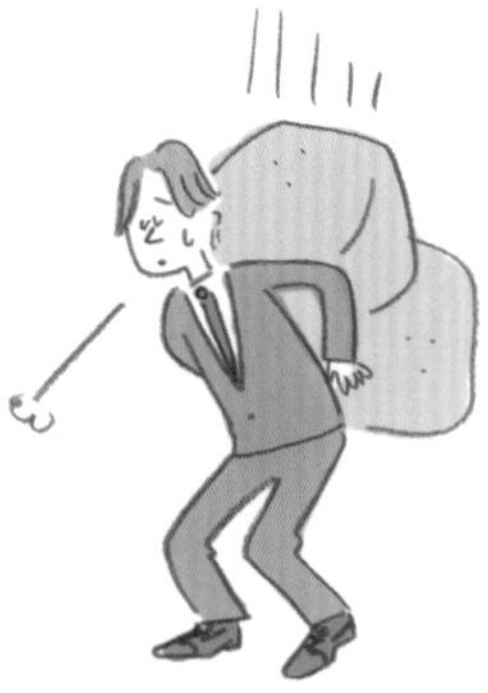

せんが、自分自身でストレスを軽減させることができるのです。

私は機嫌よく楽しい気持ちで毎日をすごしたいと考えているので、ストレスを感じたときはいつもこの方法を実践しています。上手に自分の機嫌をとれるのは、自分しかいないと思っています。

嫌なことがあると、すぐに耳を触るようにしているという人もいます。その人は耳を触ると驚くほど気持ちが落ち着くそうです。

耳ツボを刺激するほかに、ストレスとうまくつき合うには気分転換が大事です。自分にとって好きな物や人と触れ合うのも効果的です。

日頃からお気に入りのお店のお菓子やケーキを食べたり、好きな〝推し〟の歌を聴いたり、映画やドラマを見たりすることで気持ちが明るくなります。家族や友人とおしゃべりするのもいいことです。悩みを聞いてもらい、楽しい話題で笑えばリフレッシュができます。

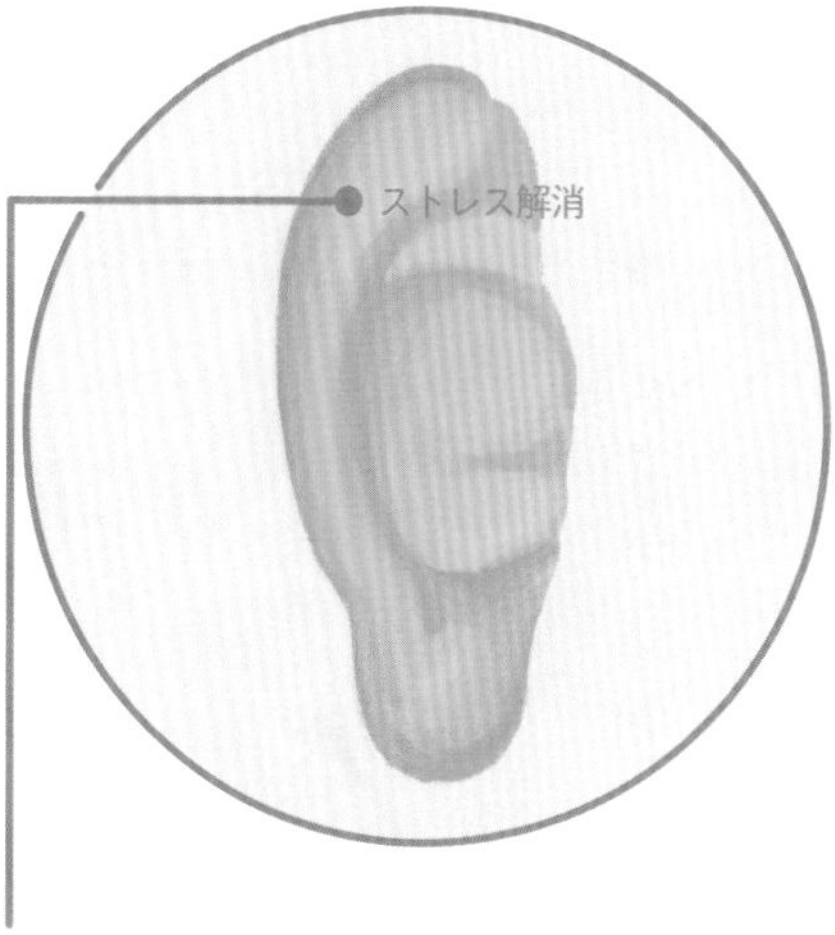

「ストレス解消」のための耳ツボの位置

ストレス解消のツボは耳の裏側の上部のくぼみの内側にあります。

気になる症状&効果

メンタル改善・リラックス効果

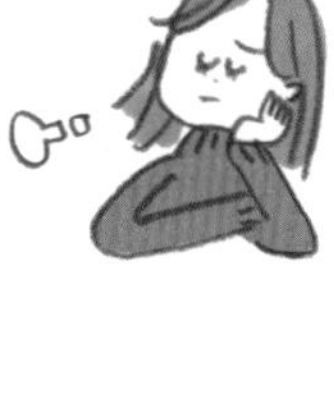

家庭や仕事で嫌な出来事があったとき、気持ちが落ち込んだり、何事に対してもやる気が起きないときがあります。気持ちがふさぎがちになり、なかなか気持ちの切り替えができなくなるのです。

私は生きているといろいろなことがあり、辛いこともあると思っています。けれども、明けない夜はないので少しでも気持ちを楽に、軽くできるよう、自分で自分を癒やすための1つの手段として、耳を触るようにしています。

耳の内側には副交感神経が集まっています。そのため、耳を触ることで気持ちが落ち着いたり、気持ちが軽くなったりすることは偶然ではないのです。

メンタル改善のツボは、耳の裏側の上部のくぼみの内側にあります。このツボは、ストレス解消やリラックス効果などの心理面に関わるツボにも該当します。

このツボの周辺を丁寧にゆっくりもみほぐしたり、さすったりするだけで、だいぶ気持ちが落ち着いてきます。

緊張したり、嫌なことが起こりそうだな、と感じるときは、まずこの耳ツボの周辺を触るようにします。自分の心を守る手段として、耳をもむことを習慣にするといいかもしれません。そうすれば感情を一定に保つことができ、リラックス効果も得ることができます。

リラックス効果の耳ツボはメンタル改善と同じツボになります。「リラックスしたい」「気持ちを安定させたい」ときは、耳をやさしくさすります。さするだけでも、自律神経が整いやすくなり、気分がよくなってきます。

ストレスなどから気持ちが不安定なときは、日頃から自分がリラックスできる好きな音楽を聴き、本や映画のＤＶＤなどを見るようにします。趣味を持つことが、気分の切り替えにつながります。

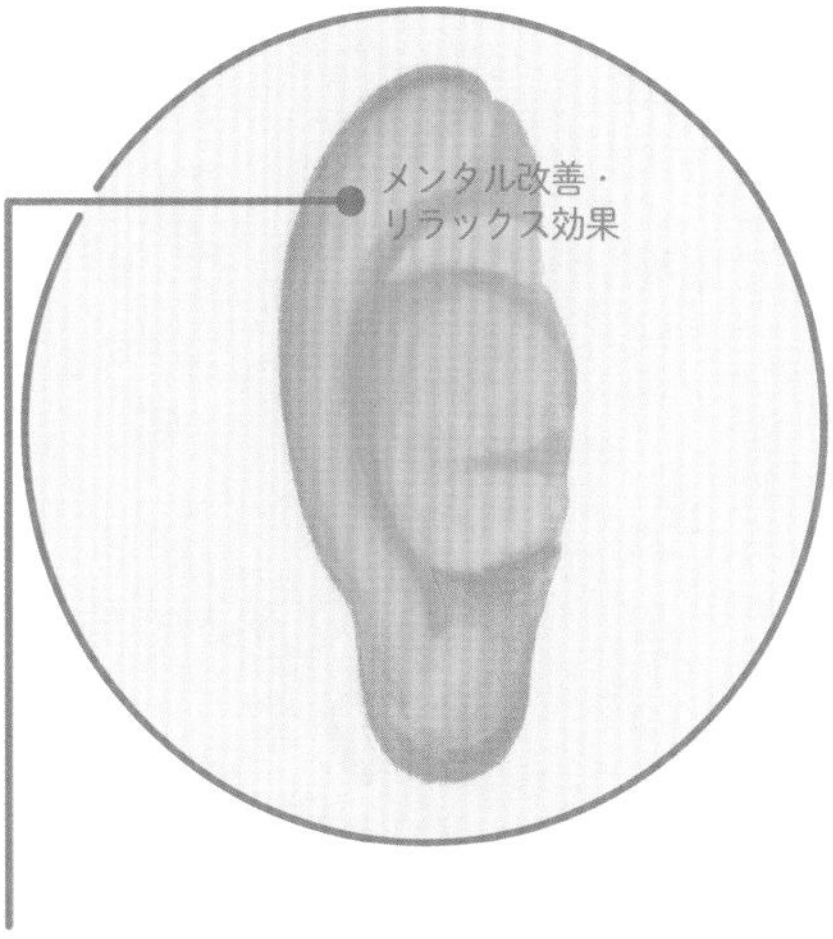

「メンタル改善・リラックス効果」のための耳ツボの位置

メンタル改善とリラックス効果の耳ツボは、どちらも耳の裏側の上部のくぼみの内側にあります。

気になる症状&効果

不眠

私たちは健康を保つために、適切な睡眠時間をとることが大事といわれています。しかし、布団に入って眠ろうとしても、なかなか眠れない経験は誰にでもあるのではないでしょうか。不眠は心身ともにとてもつらい状態です。

不眠を解消する耳ツボは、耳の裏側の上部のくぼみの内側にあります。ツボをもみほぐしながら、耳をさすることで耳の血流がよくなり、体の血液循環もよくなります。耳をさすっていると、少しずつ体が温まってくる感覚がわかります。

施術は、入浴時や布団に入ったときに行います。寝る前に耳ツボをもみほぐして刺激することを習慣にすれば、よい睡眠が得られるのです。

なぜなら、耳の内側は副交感神経が密集しているからです。その周辺をさすったり、もみほぐしたりすることで、同時にリラックス効果も得られます。

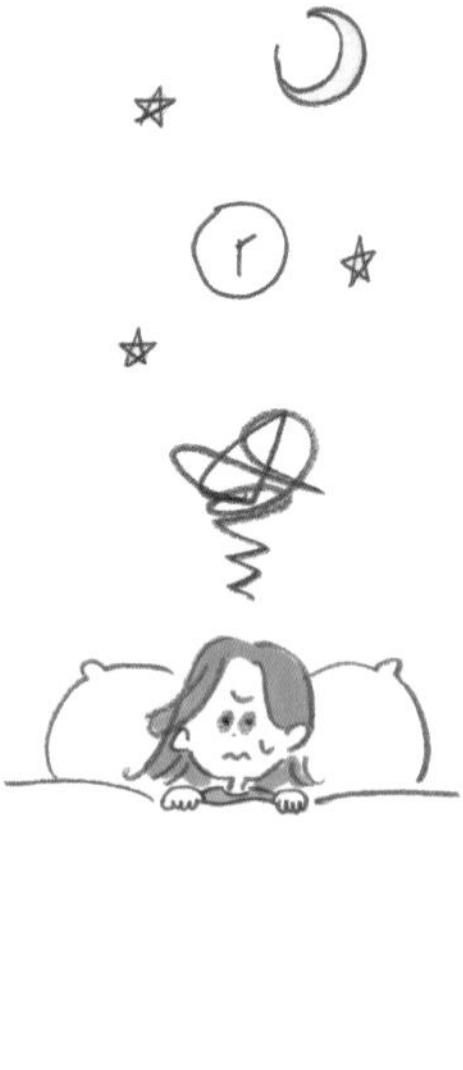

いつも眠りが浅いと感じている人や、夜中に何回も起きてしまう人などは、布団に入ったら耳ツボの周辺を刺激したり、さすったりしてみてください。

睡眠時間は人によって適切な時間が違うといいます。

一般的に高齢になるほど現役時代とは違い、活動量が減るため睡眠時間は短くなる傾向があります。60歳以上の人では、必要な睡眠時間が5～6時間ほどで十分な場合もあるようです。

一方、日中の活動量が多い10～20歳世代に必要な睡眠時間は、約7～9時間だといわれています。高齢者が若い頃と同じように睡眠をとろうとしても眠れないのは自然なことなのです。

「眠れない」と布団の中で考えていると、さらに眠れなくなることがあります。眠れなかったら無理に寝ようとせずに一度布団から出て、耳を触りながら本を読んだり、ラジオを聴いて過ごすのもおすすめです。

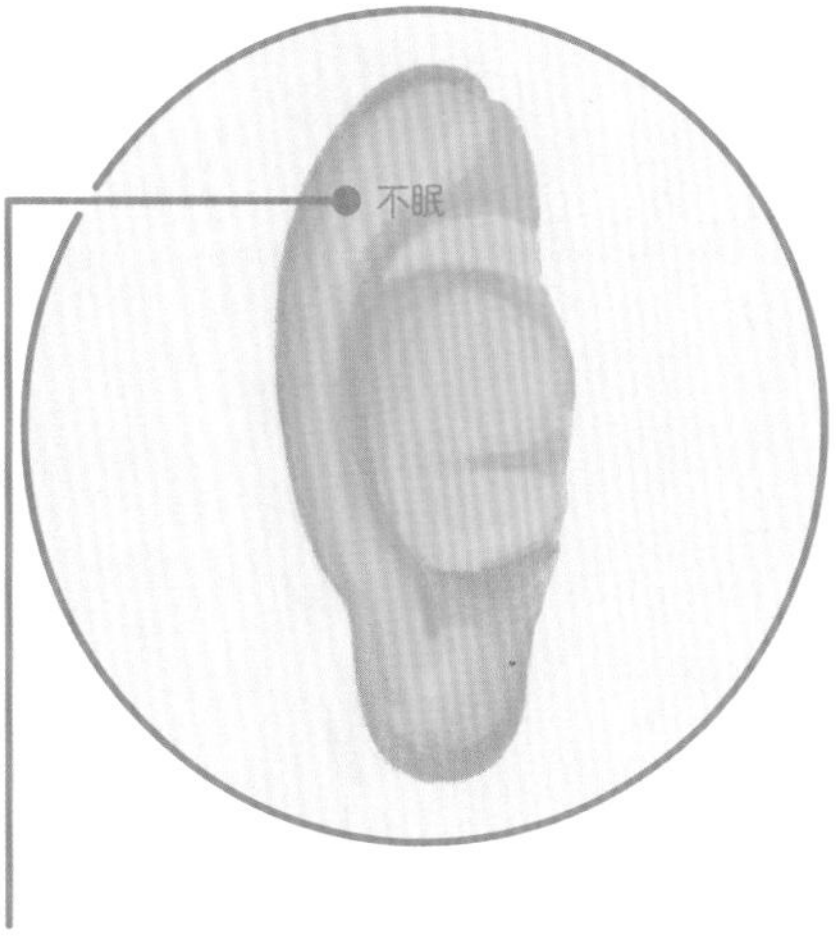

「不眠」のための
耳ツボの位置

不眠を解消する耳ツボは、耳の裏側の上部のくぼみの内側にあります。

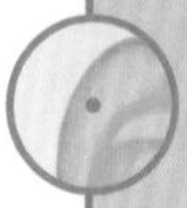

気になる症状&効果
自律神経を整える

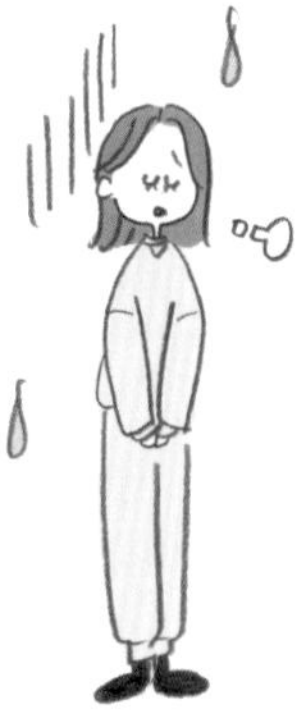

自律神経には交感神経と副交感神経という2つの神経系統があります。車を例にすると、交感神経がアクセルで、副交感神経がブレーキのように正反対の働きをしています。自律神経はバランスよく働きながら、私たちの心と体の働きをコントロールしています。

自律神経の耳ツボは耳の裏側の上部のくぼみの内側にあります。気持ちを穏やかに保ちたいときはこの耳ツボを刺激したり、たたんで回す施術をします。毎日の習慣にすることで、自律神経のバランスを整えることができます。

私たちは社会生活を送る中で、自律神経が乱れやすい状況に置かれています。忙しい仕事でストレスを抱え、家事に追われながら日々あわただしく過ごしている人も多いはず。不規則な生活になり、睡眠不足になる場合もあります。このような状況では交感神経が優位になりやすいです。

交感神経が優位の状態が続けば、自律神経のバランスが崩れて体や心に不調が生じてしまいます。（P36でも詳しく説明）

自律神経を整えるには、自律神経のための耳ツボを刺激することに加えて、気持ちがざわついたときなどに深呼吸を取り入れることも効果的です。

呼吸は自律神経と関係が深く、息を吸うときは交感神経が優位になり、息を吐くときは副交感神経が優位になります。

興奮を鎮めたり緊張をほぐしたいときは、意識的に呼吸を利用して息をゆっくり吐くようにします。そうすれば、副交感神経のスイッチが入り、気持ちをリラックスさせることができます。

好きな音楽を聴いたり、ストレッチやウォーキングなどの適度な運動をすることも、自律神経を整えるために有効だといわれています。

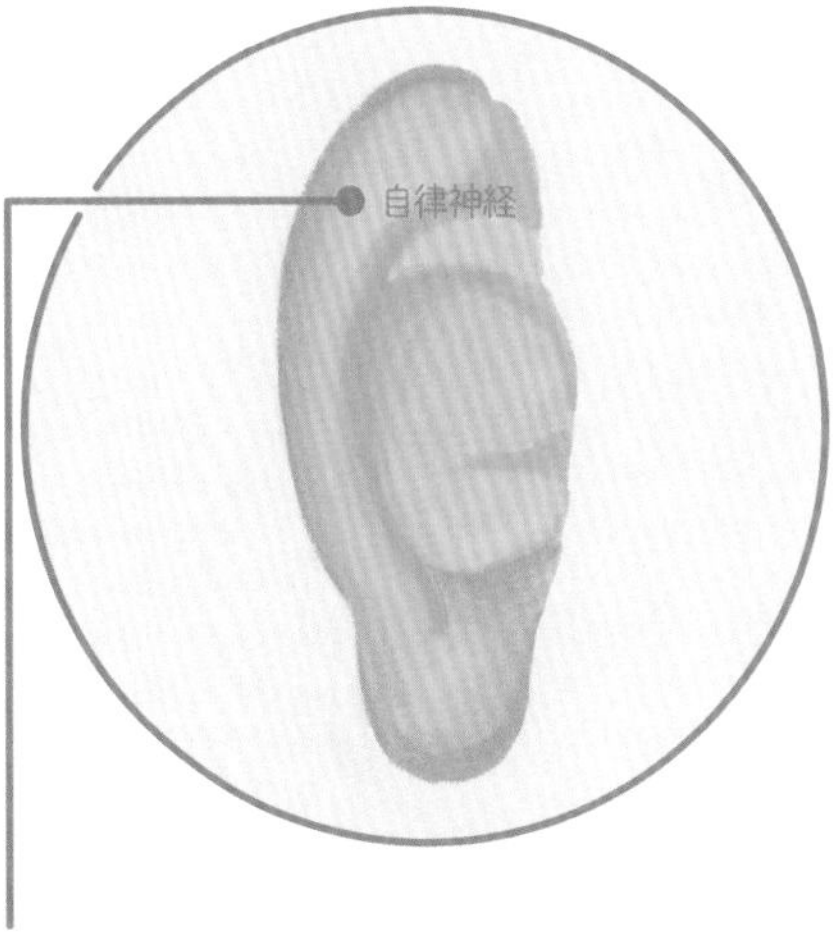

「自律神経」のための耳ツボの位置

自律神経のツボは耳の裏側の上部のくぼみの内側にあります。

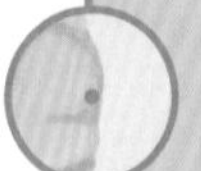

気になる症状&効果

免疫力を高める

免疫は、私たちの体を病気などから守る役割をしています。免疫力が高ければ不調が起きにくく、病気を防ぎ健康を保つことができます。しかし、免疫力はストレスや自律神経の乱れ、不規則な生活などによって低下しやすいのです。

免疫力を高めたいときは、耳の裏側のつけ根にある耳ツボを刺激します。この耳ツボを刺激することで、血流やリンパの流れがよくなり、免疫力を高めることにつながります。免疫力を高めるツボをよくもみほぐすようにしましょう。

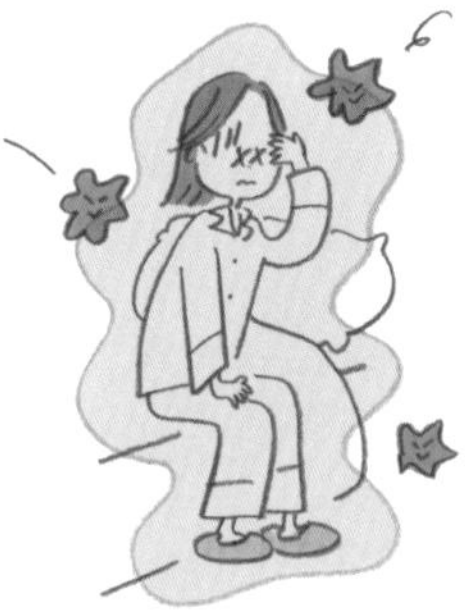

免疫力が低下するとどんなことが体に起きるかというと、体にさまざまな症状が表れて、私たちに不調を知らせようとしてくれます。

例えば、朝起きたときに体に湿疹ができていたとしたら、免疫力が低下しているという体からのSOSかもしれません。何か思い当たることはないか、日頃の生活を振り返ってみてください。

もし、ここ数週間、休みも取れないほどの激務に追われているのだとしたら、「もう体が限界だから仕事を休みなさい」という体からのサインの可能性があります。そのままにしていると、やがて病気などにつながる可能性もあります。

体を休ませるなどの対策とともに、耳ツボをもみほぐして血流やリンパの流れを改善させることが重要です。


血流がよくなれば、血液の中の白血球の働きが活発になって免疫力が高まります。外から体内に侵入した異物を発見して除去する力が高まり、不調が改善に向かいやすくなるのです。

体からのサインを見逃さないためには、睡眠不足が続いていないか、ストレスを感じていないかなど、日頃から自分の体と心に目を向けるようにすることが大事です。そうすれば体も心も健康になっていきます。

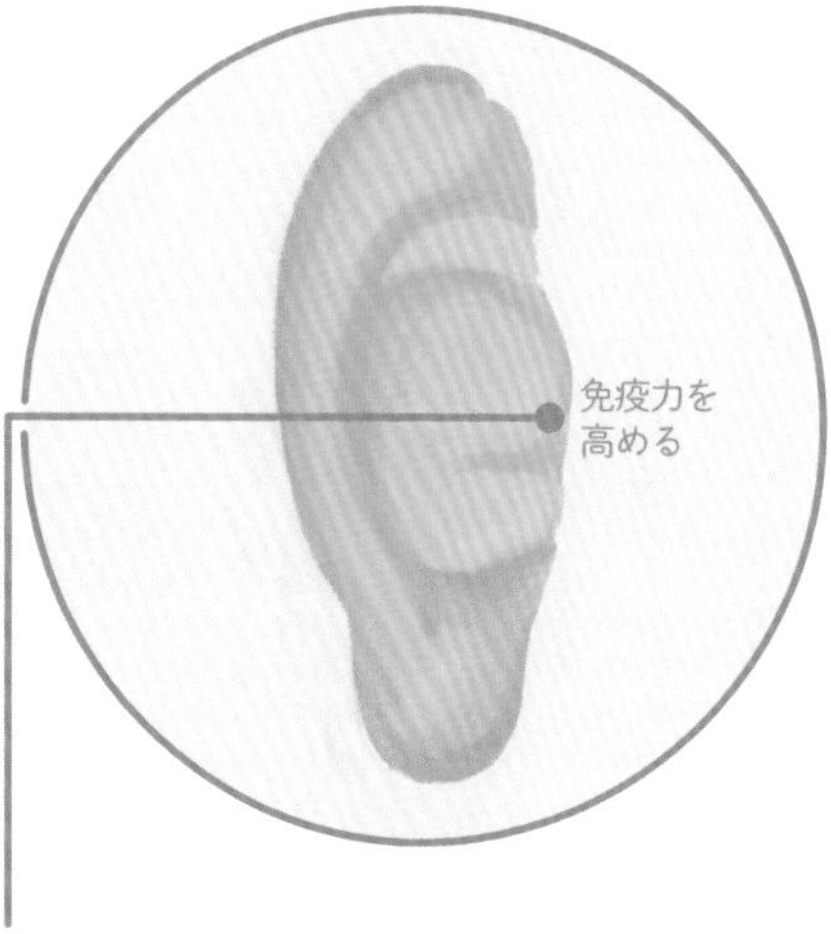

「免疫力を高める」ための耳ツボの位置

免疫力を高めるツボは、耳の裏側のつけ根にあります。

気になる症状&効果

冷え性

冷え性とは、寒い屋外だけでなく室内にいるときも、手や足などに冷えを感じることをいいます。冷え性の人は冬に限らず、夏のエアコンのきいた室内などでも寒さを感じることがあります。

冷え性のツボは、耳の裏側のつけ根部分にあります。ここを押したり親指と人差し指でもんだりすれば、体がぽかぽかしてきます。

また、耳の外側を全体的によくもんだり、耳を上下に折りたたんで回すと、血流がスムーズになって体が温まりやすいです。血流がよくなることで体の末端の手足にも熱が行きわたり、手足の冷えも改善していきます。

半信半疑で冷え性のための耳ツボをもみほぐしてみたら、すぐに体が温まってくるのを実感して驚いた人もいます。

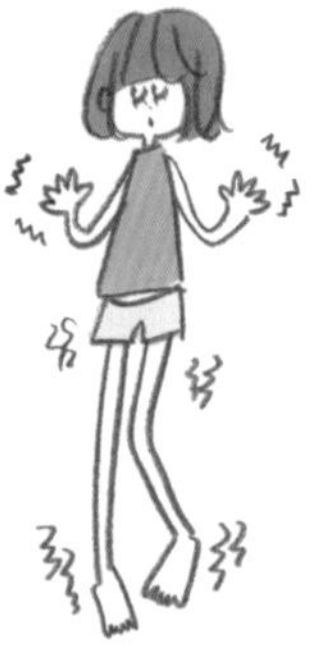

この冷え性のための耳ツボをもみほぐす施術は、入浴のときに湯舟につかりながら行うことをおすすめします。入浴はシャワーで済まさずに、必ず湯舟につかることを習慣にしましょう。その際、お湯の温度にも気をつけます。熱いお湯ではなく38~40℃ぐらいのぬるめのお湯に10分以上つかると体がよく温まります。

それに加えて耳ツボをもむようにすれば、さらに体を温める効果が期待できます。

寒い時期などは、寝床に入っても体が冷えてなかなか眠れないことがあるかもしれません。そんなときも、耳ツボなら簡単に刺激することができます。次第に体が温まってきて眠りにつきやすいようです。

寝るときに足先が冷えるので靴下を3枚も重ねてはいていた人が、耳ツボを刺激するようになったら、靴下をはかなくても眠れるようになったそうです。

冷え性を改善するには、普段から冷たい飲み物を控えたり、体を冷やす薄着をしないように心がけます。

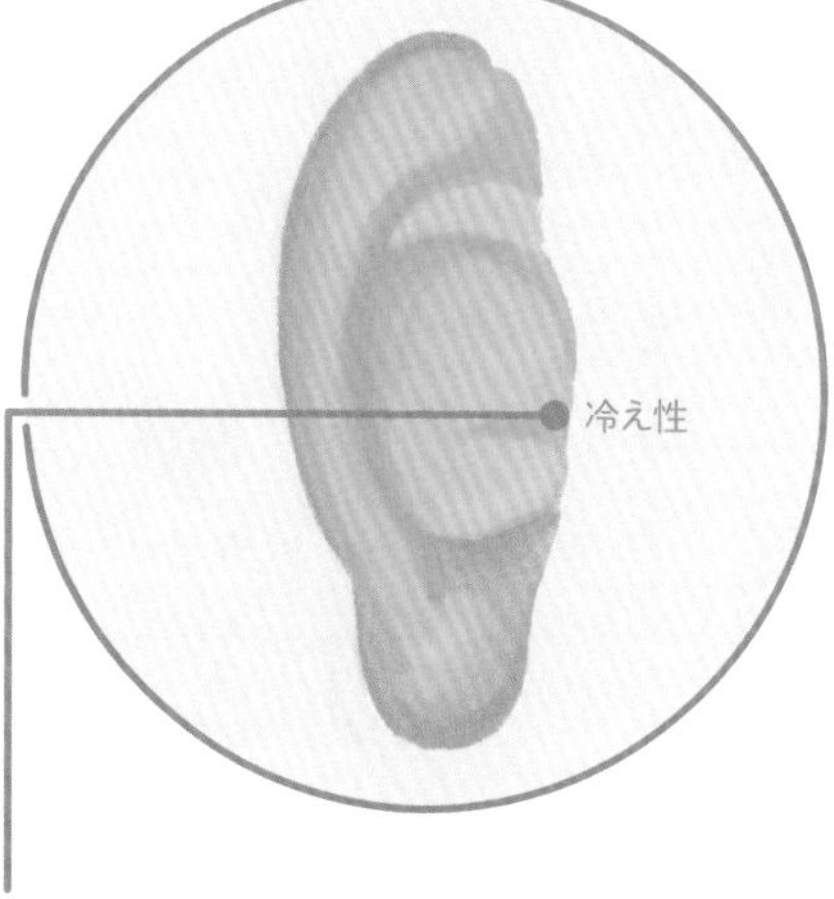

「冷え性」のための耳ツボの位置

冷え性のツボは耳の裏側のつけ根にあります。

気になる症状&効果

高血圧・糖尿病

「高血圧なので塩分を控えている」「血糖値が高いので糖尿病が心配だ」という人は多いのではないでしょうか。血圧や血糖値が高くなっても自覚症状はありませんが、体の血管は傷みやすくなってしまいます。

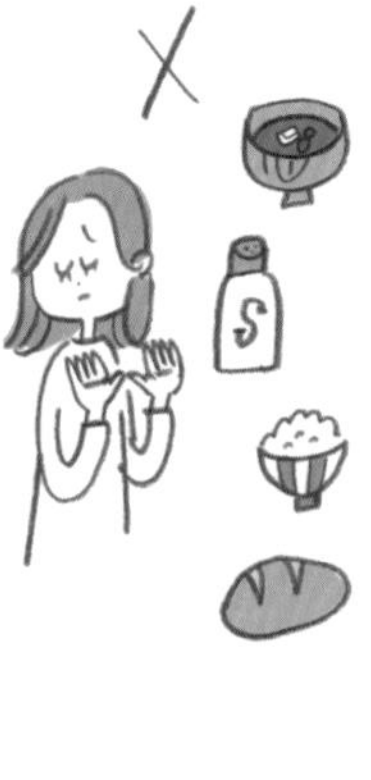

血圧を下げる効果があるといわれる耳ツボが、耳の裏側のつけ根にあります。耳ツボを押したり、ツボを刺激するには耳を折り曲げて回します。最初は痛いかもしれませんが、続けていくうちに慣れてくるので、無理のない範囲で続けましょう。サロンに来ている人で、健康診断で毎回、血圧が高いと指摘されていましたが、この耳ツボの刺激を続けていたら、血圧が少しずつ下がったケースもあります。

血圧は年齢とともに上がる傾向がみられるようです。若いころは低血圧だった人も、年齢とともに血圧が上がったり下がったりと不安定になります。女性の場合では更年期を境に高血圧になることもあります。

高血圧の人は、塩分の摂りすぎに気をつけて、体重の増加に気を配りながら血圧を上げない生活を心がけてください。

糖尿病は血液に含まれるブドウ糖の濃度「血糖値」が高くなる病気です。血糖値が高いと血管が傷ついてしまい、さまざまな合併症が起こることがあります。

糖尿病のツボは耳の裏側のつけ根で、高血圧のツボと同じ場所にあります。血糖値が高くなると血流が悪くなることがあるため、耳を折り曲げて回し、血流をよくしておきます。

耳を折り曲げる施術のときに、最初は痛みを感じるかもしれませんが、できる範囲で無理のないように行うことを習慣にしましょう。

血糖値を上げる原因となるのはご飯やパン、果物などに含まれている糖質なので、なるべく糖質の摂取量を減らすようにします。

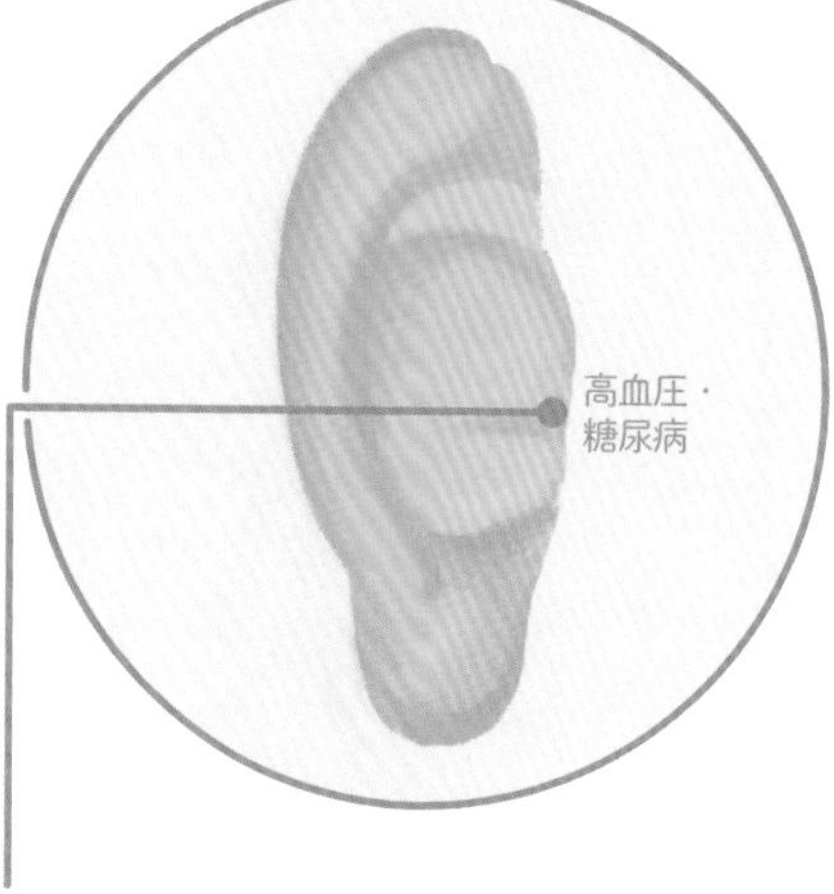

「高血圧・糖尿病」のための耳ツボの位置

高血圧、糖尿病のツボは耳の裏側のつけ根にあります。

気になる症状&効果

頭痛

頭痛の中で最も起きやすいのは片頭痛で、脈を打つようにズキンズキンと痛むことが多いです。前触れとして眠気、あくび、肩こりなどが起こることがあります。

頭痛のツボは、耳たぶの中心の最上部で耳穴の下にあります。ツボをもむときは、人差し指で耳ツボの位置を押さえ、親指は耳の裏側から支えます。指ではさんだ部分を上下に動かしたり、小さな円を描いたりなど、こりをもみほぐすように動かします。

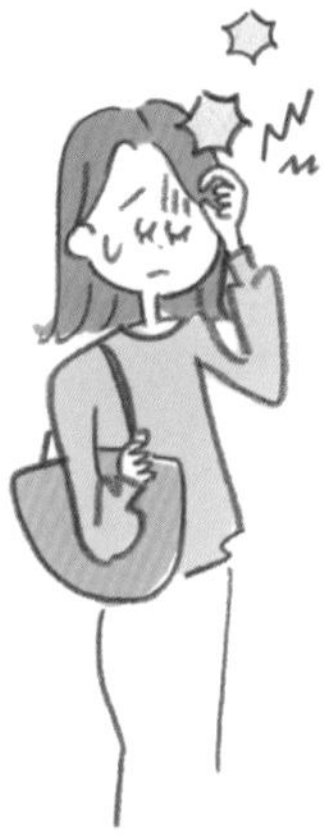

このような頭痛の耳ツボの刺激は、頭痛になってからでも効果がありますが、頭痛の予防として行うのもおすすめです。

頭痛予防のために耳ツボをもみほぐす施術を毎日行うことで、子どものころから頭痛になりやすく常に頭痛薬を持ち歩いていたという人が、薬を手放すことができたケースもあります。

片頭痛にはいわゆる季節頭痛や気圧頭痛といって、季節の変わり目の時期や気圧の変化によって起こることがあります。そろそろ頭痛になりそうだというときに、予防として頭痛の耳ツボを刺激しておけば、頭痛を防ぎやすくなります。

頭痛になりやすい人は、頭痛日記や頭痛アプリなどを利用するのもいいかもしれません。頭痛を引き起こす原因は、人によって異なるので、頭痛の記録をつけておくと、自分の発症パターンがわかります。

日記やアプリを見て頭痛が起きそうだと思ったら、事前に耳ツボをもみほぐすことで頭痛の予防につながります。

ただし、嘔吐を伴ったり立っていられないほどの激しい頭痛が起こることがあれば、命の危険を伴うくも膜下出血などの可能性があるので、すぐに病院を受診することが大事です。

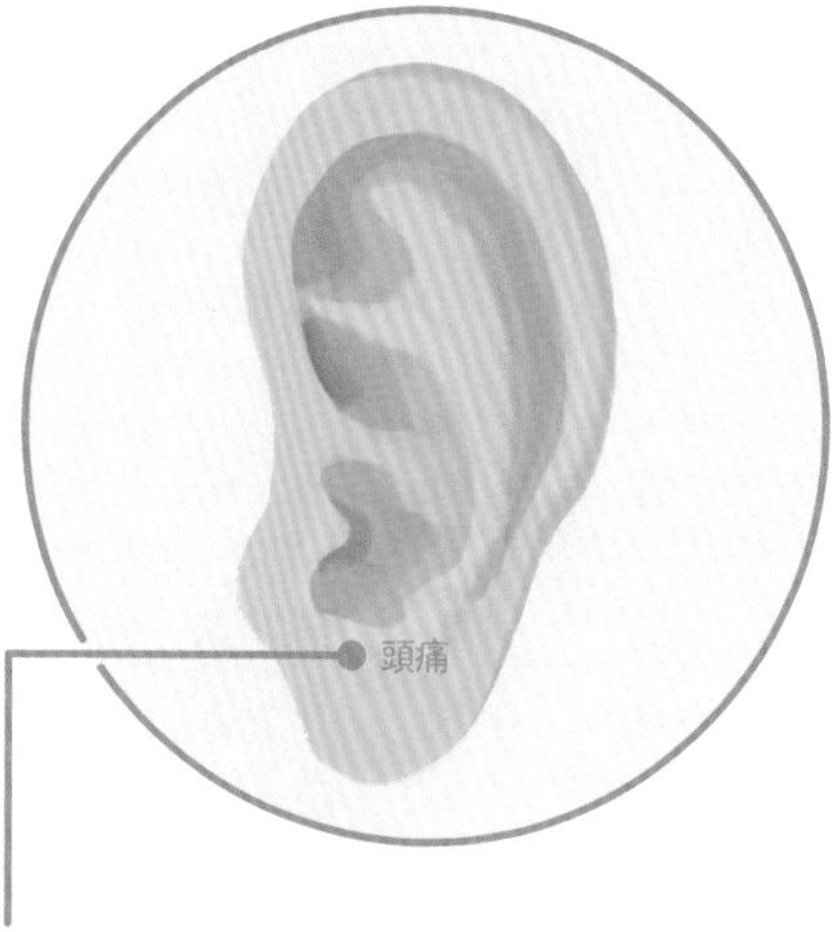

「頭痛」のための耳ツボの位置

頭痛のツボは耳たぶの中心の最上部で耳穴の下にあります。

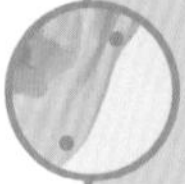

気になる症状&効果

首こり・肩こり

スマートフォンやパソコンなどを猫背で使用していると、首こりや肩こりが起きやすくなります。

首こりの耳ツボは耳たぶの上部外側にあります。首こりがあると、ここを指でもんだときに痛みを感じるので、よくもみほぐすようにします。

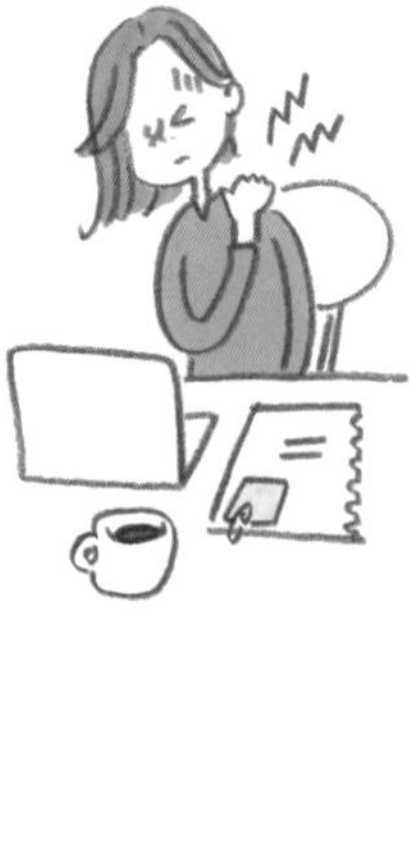

首こりと関連の深いストレートネックのことをご存じでしょうか。

首の骨である頸椎は、ゆるやかなカーブを描いて頭を支えています。このカーブがクッションの役割をすることで、体重の約1割を占める頭の重みを分散させているのです。けれど、猫背で首が前に出た姿勢をとると頸椎に大きな負担がかかり、頸椎のカーブが失われてしまいます。これがストレートネックとよばれる状態です。

ストレートネックになれば頸椎のクッション機能が低下するため、首の周りにかかる負担が増えて首こりになります。なるべく背筋を伸ばすことを意識します。

一方、肩こりの耳ツボは、耳の中心の外側のふちにあります。右耳は右肩に、左耳は左肩に対応し、利き腕を酷使したり、バッグをいつも同じ側の肩にかけていると、耳ツボを刺激したときに、左右の耳で痛みの強さに差が出ることがあります。

肩こりになると筋肉が緊張して血流やリンパの流れが悪くなりますが、耳ツボを刺激することで流れがスムーズになりやすいです。肩こりがひどいときやリンパの流れが滞っているときは、耳ツボを刺激したときに痛みを感じるかもしれませんが、あえて痛いところを無理のない程度にもみほぐすようにします。血流がよくなりスッキリします。

肩こりがある人は首もこりやすいため、首のツボも一緒に刺激するようにしましょう。また、肩こりから頭痛になりやすい人は、肩こりになったらすぐに肩こりのツボや頭痛のツボを刺激するようにすれば、頭痛を予防しやすいようです。

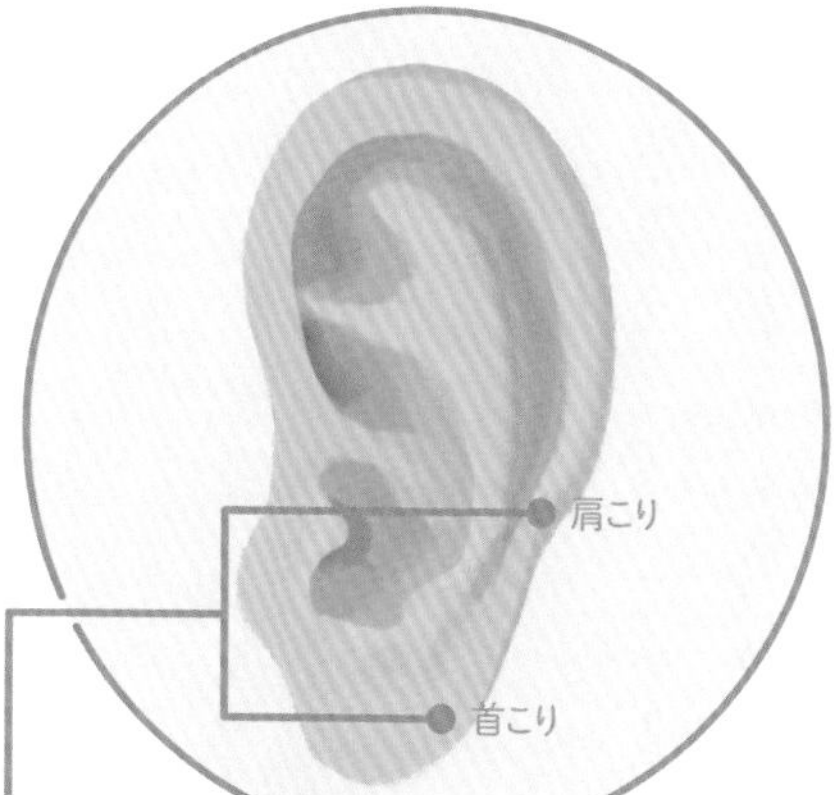

「首こり・肩こり」のための耳ツボの位置

首こりのツボは耳たぶの上部の外側にあり、肩こりのツボは耳の中心の外側のふちの部分にあります。

気になる症状＆効果

腰痛

人間にとって腰は体の要ですが、私たちは普段の生活で知らず知らずのうちに腰に負担をかけています。そのため、腰痛に悩まされている人は多いようです。

腰痛のツボは、耳上部の内側にあり、腰が痛い人はツボを押すと痛みを感じます。耳の上側のふちは下半身に対応しているので、親指と人差し指でふちをつかみ、耳ツボの周辺をひっぱったりもんだりして刺激します。血流をよくすることで、腰痛が和らぎやすくなります。

今までサロンで耳ツボ施術を毎日行っていた人の中に、いつの間にか腰の痛みがなくなった人がいました。腰痛が原因で仕事をセーブしたり、家族に心配をかけたりしたけれど、耳ツボを刺激し続けたことで、楽になった人もいます。

腰痛の人は首や肩もこっていることがあるので、首こりや肩こりの耳ツボも、一緒にもみほぐすようにします。

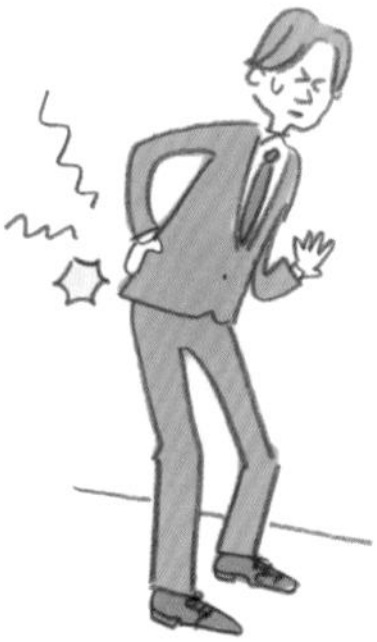

日常生活で腰痛を起こしやすい動作は、前かがみの姿勢だといわれています。前かがみになりやすい家事の1つが台所仕事です。食材を切ったり食器を洗ったりするときに、無意識に上半身が前かがみになります。前かがみになれば、重心が前に傾くため腰に負担がかかってしまいます。

ほかに、猫背の姿勢でスマートフォンやパソコンなどを長時間使用することも、腰痛の原因になります。

腰が痛いと日常生活が困難になることがあるので、早めに解消するようにしましょう。腰痛を和らげるには、腰をかばって安静にしているよりも、痛くても動いたほうが硬くなった腰の筋肉をほぐすことができ、血流もよくなるようです。

耳ツボを刺激しながら血流をよくして、日常生活ではなるべく腰に負担のかかる動作は控えるようにしてください。

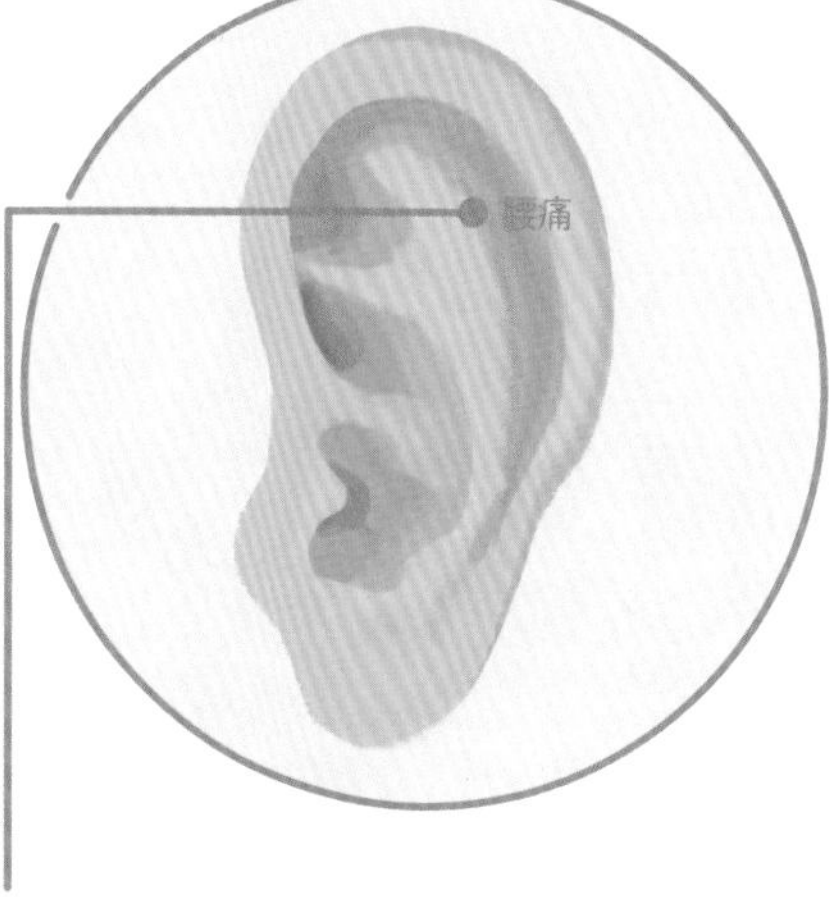

「腰痛」のための
耳ツボの位置

腰痛のツボは耳の上部の内側の部分にあります。

気になる症状&効果

膝痛

膝の痛みや腰痛などは、中高年の人が悩みを抱えやすい疾患です。特に膝は、立ったり歩いたりするときの動作の中心となるため、膝が痛いと「階段の昇り降りがつらい」「立ち上がるときに膝に痛みを感じる」「膝が痛くて歩けない」など、日常の行動範囲も狭まってしまいます。

また、常に膝に不安な症状を抱えていることで、気持ちが沈んでしまうこともあります。

生活にも影響を与える膝の痛みを少しでも和らげられるように、膝痛のための耳ツボを押すことから始めてみてはいかがでしょうか。

膝のツボの位置は耳の上部の外側付近にあります。

膝が痛い人は、膝のツボや周辺をもみほぐすと効果が期待できます。また、耳の

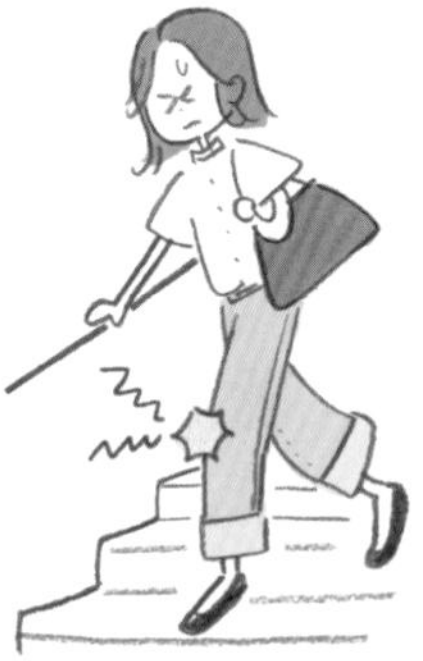

上側のふちが下半身の反射区に当たるので、親指と人差し指でふちを持ち、ひっぱったりもんだりして刺激を与えるようにします。

膝のツボのある耳の上部の外側付近をもみほぐすときに、痛みを感じる人が多いので、あえて痛いところを狙って刺激するといいかもしれません。

膝痛にもいろいろな種類の痛みがあります。

65歳以上で膝に痛みが継続的にある人は、歩くときに膝が「ボキッ」「バキッ」と鳴ったり、正座などで膝を曲げて生活するのがつらいことがあります。

そんなときは、姿勢が悪かったり、腰まわりの筋力が落ちている疑いがあります。膝の耳ツボを刺激することで痛みを緩和できます。

運動不足から体の血行が悪くなることも、膝痛の1つの原因になります。意識的に生活に運動を取り入れ、膝のツボ付近をよくもみほぐして、体の血流をよくすることが大事です。

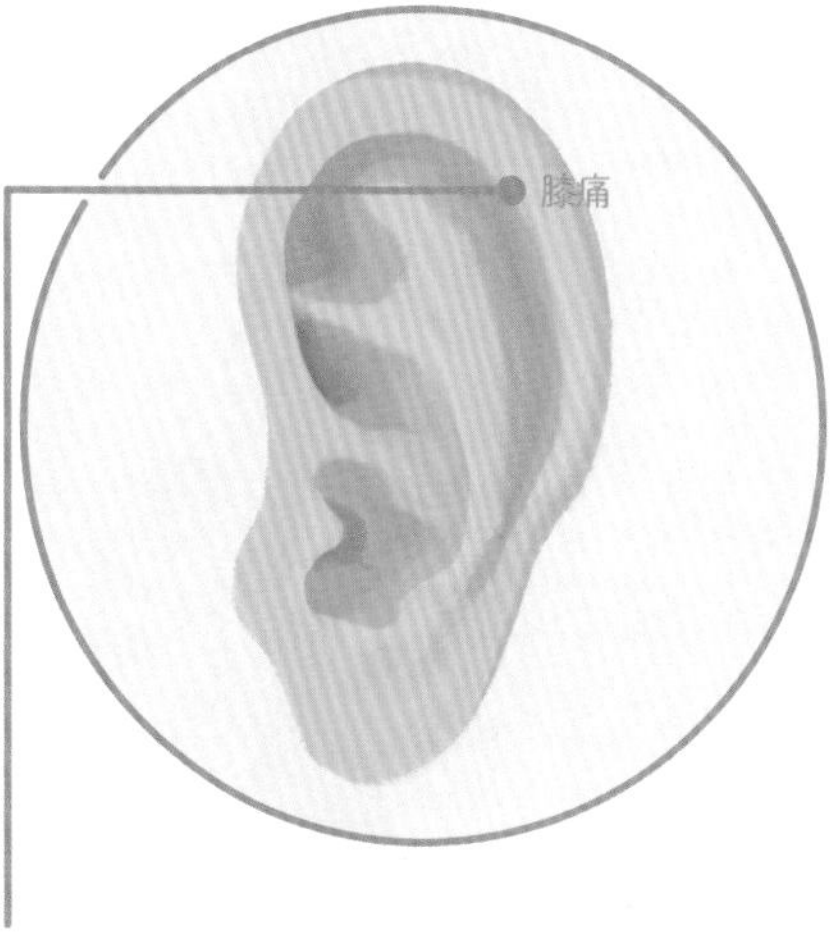

「膝痛」のための耳ツボの位置

膝痛のツボは耳の上部の外側付近にあります。

気になる症状＆効果

手指の症状・腱鞘炎

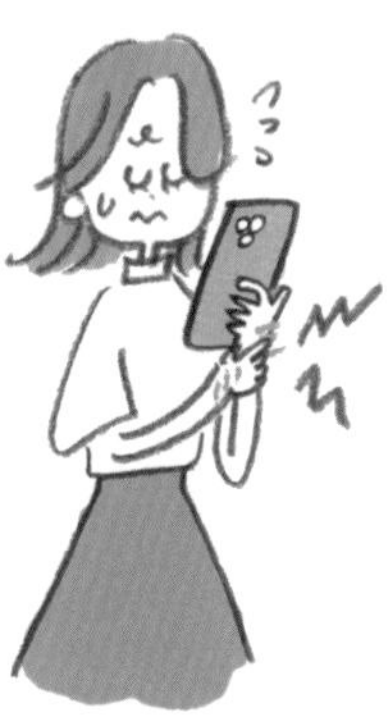

日常生活で、手の指を使わない日はありません。そんな手の指に不調を感じる人は、更年期になると増える傾向にあります。

また、スマートフォンの利用者が増加し、親指のフリック動作を繰り返すことによる手首や指の腱鞘炎が、年代を問わず多くなっているようです。

手指の不調や手首の腱鞘炎の耳ツボは、耳上部の外側のふちにあります。耳ツボを押したり、周辺をよくもんで血流をよくしておきます。腱鞘炎は肩こりが原因になっていることもあるので、肩こりの耳ツボももみほぐすようにします。

X（旧ツイッター）のインフルエンサーさんの1人は、毎日のように長時間、スマートフォンを操作していました。そのために手首に痛みを感じるようになりましたが、手指の症状のための耳ツボを刺激することで楽になったそうです。

私たちは家事や仕事はもちろん、食事で箸を持ったり、ペットボトルのふたを開けたり、衣服を着脱するなどのちょっとした動作でも、手の指を使います。しかし、年齢を重ねるにつれて、朝、起きると手の指がこわばっていたり、指の曲げ伸ばしがしにくくなるなど、指に関して悩みを持つ人が多くなります。

手指の関節に痛みや腫れがある人は、痛みが出る動作をなるべく避けるようにします。例えば、びんのふたを開ける動作が痛いときは、家族に開けてもらったり、びんオープナーなどの道具を使うといいかもしれません。

腱鞘炎は手首や指の使いすぎによって起こりやすく、手首や指を動かすときに痛みを感じるため、スマートフォンやパソコンの操作が行いにくくなります。

スマートフォンを操作するときに、片手で持ったら、もう片方の手の指で操作をするように意識すると、腱鞘炎の予防になります。長時間、続けて行わず、途中で休憩することも大事です。

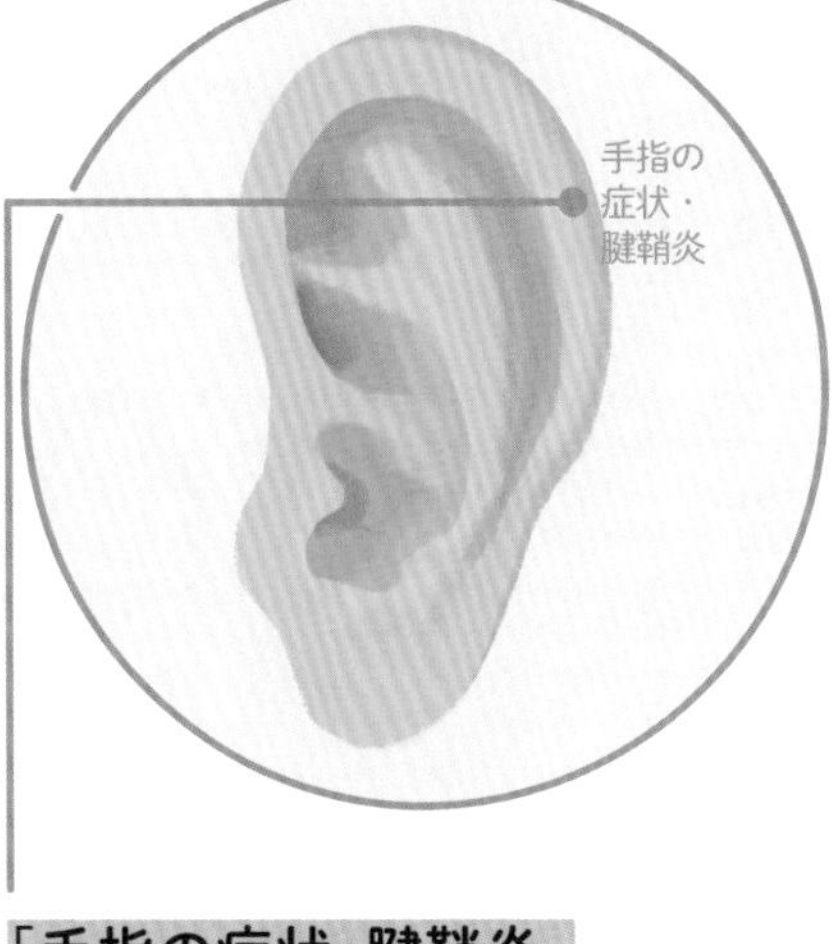

「手指の症状・腱鞘炎」のための耳ツボの位置

手指の症状・腱鞘炎のツボは、耳の上部の外側のふちの部分にあります。

気になる症状&効果

歯痛・顎関節(食いしばり)

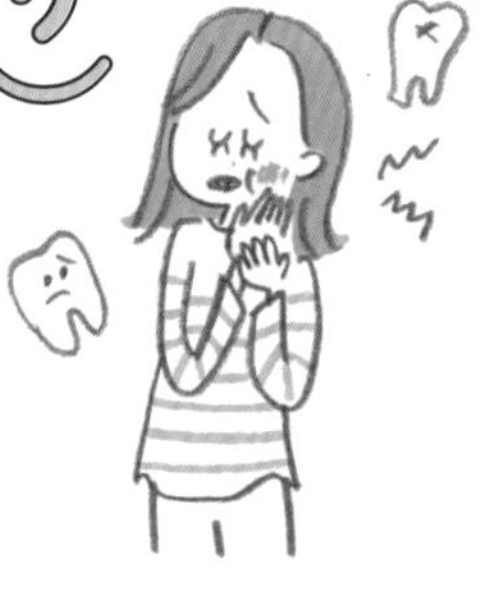

急な歯痛が起きて我慢できないほど痛むと、生活に支障が出てしまいます。少しでも急な歯痛の症状を軽減したいときは、歯痛の耳ツボを押します。

ツボの場所は、耳たぶの中心の顔側寄りのところです。痛い部分を探してもみほぐせば、1分ほどで血流がよくなり、だいぶ楽になるでしょう。集中的に1分ほど耳ツボを押し続けて刺激するのも効果が期待できます。

奥歯の食いしばりがある人は、耳たぶの中心の外側寄りにある顎関節の耳ツボを触ると、痛みを感じやすいです。食いしばりがある人は、寝ているときや物事に集中しているときなどに、無意識にしてしまっていることがあるようです。

ほかに、歯のマウスピース矯正をしている人も、食いしばりの耳ツボを刺激すると痛みを感じることがあります。

奥歯を食いしばるだけでなく、口を閉じた状態で上下の歯が接していても、顎関節症などの原因になりやすいことがわかっています。

口元に常に力が入っていると、交感神経が働いて口の筋肉が緊張し、首こりや肩こり、腰痛などが起きやすくなってしまいます。この耳ツボを刺激したときに痛みを感じる人は、同時に肩や首、腰の耳ツボにも痛みを感じることが多いです。


歯が痛む原因は虫歯や歯周病があります。

成人の虫歯は、歯と歯の間にできる隙間虫歯が多いようです。

また、日本では40歳以上の約8割が「歯周病」だといわれています。歯周病は歯と歯茎の間の歯周ポケットに歯周病菌が増殖することで発症します。歯茎がはれて出血し、やがて歯が抜けてしまうのです。

夜間などに急に歯が痛んだときは応急処置で、歯痛の耳ツボをもみほぐすことで症状を軽減できますが、早めに歯科医を受診しましょう。

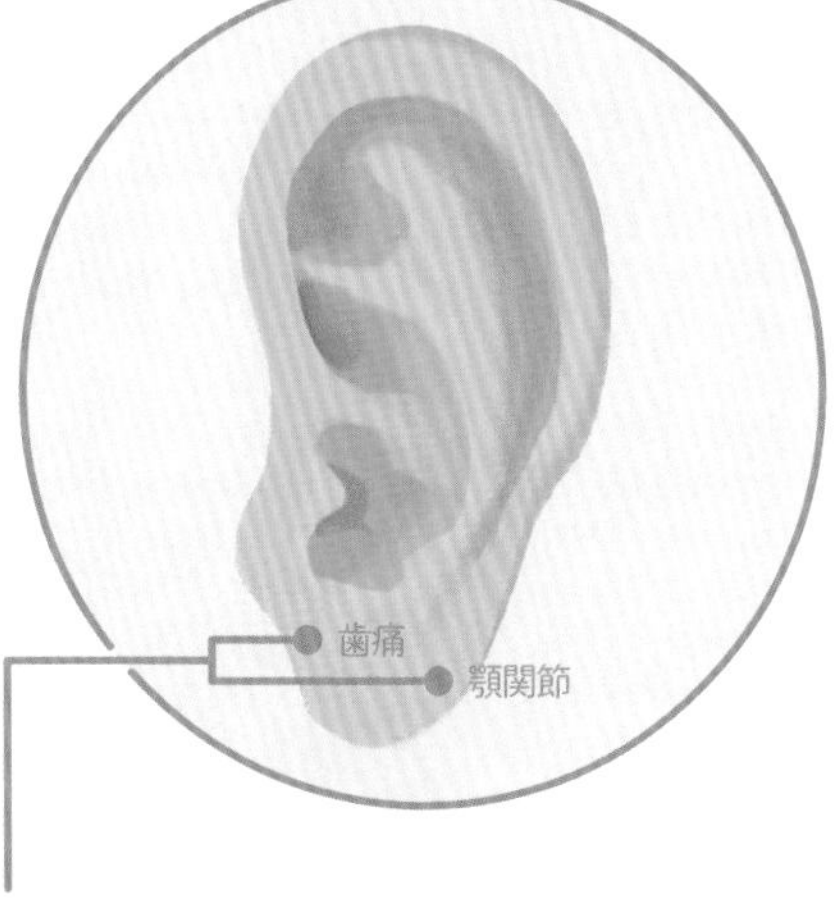

「歯痛・顎関節（食いしばり）」のための耳ツボの位置

歯痛のツボは耳たぶの中心の顔側寄り、顎関節のツボは耳たぶの中心の外側寄りのところにあります。

気になる症状&効果

耳鳴り・難聴

耳鳴りがある人は、実際には外部からの音がしていないのに、耳の奥や頭などから「ジー」「キーン」というような音が聞こえます。難聴は音や人の声などが聞き取りにくくなった状態です。

このような耳鳴りや難聴の症状がある人は、耳たぶ中心より少し外側にある耳鳴りと難聴のツボを丁寧にもみほぐします。

また、耳と耳の周りの血流やリンパの流れが悪くなっていることがあるため、耳たぶの外側をもみほぐしたり、耳をひっぱったりする刺激も加えます。そうすれば、耳周辺の血流やリンパの流れがよくなりやすいです。

耳鳴りや難聴の原因にはストレスが関係していることがあります。耳を触ることで耳の内側に集まる副交感神経が働くようになり、気持ちが落ち着いてリラックス

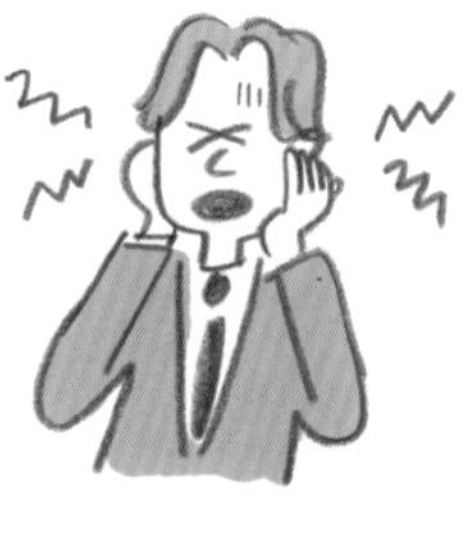

できます。ほかの原因として、耳鳴りは血流と関係している場合もあるといわれています。

耳ツボの刺激を毎日行うことで、「長年悩んでいた耳鳴りが気にならなくなった」と気がついた人もいます。音が何となくクリアに聞こえるようになったり、テレビの音量を小さくしても聞こえるようになったケースもみられました。

耳鳴りを感じる人は年齢とともに増えていきます。「親の介護で疲れた」「仕事をやめて喪失感が大きい」など、心理的な要因が関連していることもあります。耳鳴りの辛さは他の人には理解されにくく、それが本人を苦しめてしまうのです。

一方、難聴には加齢に伴って40歳前後から増え始める加齢性難聴、イヤホンで大きな音を長時間聞くことによって起こるイヤホン難聴などがあります。耳の疲れや耳の血流障害などが原因だと考えられています。

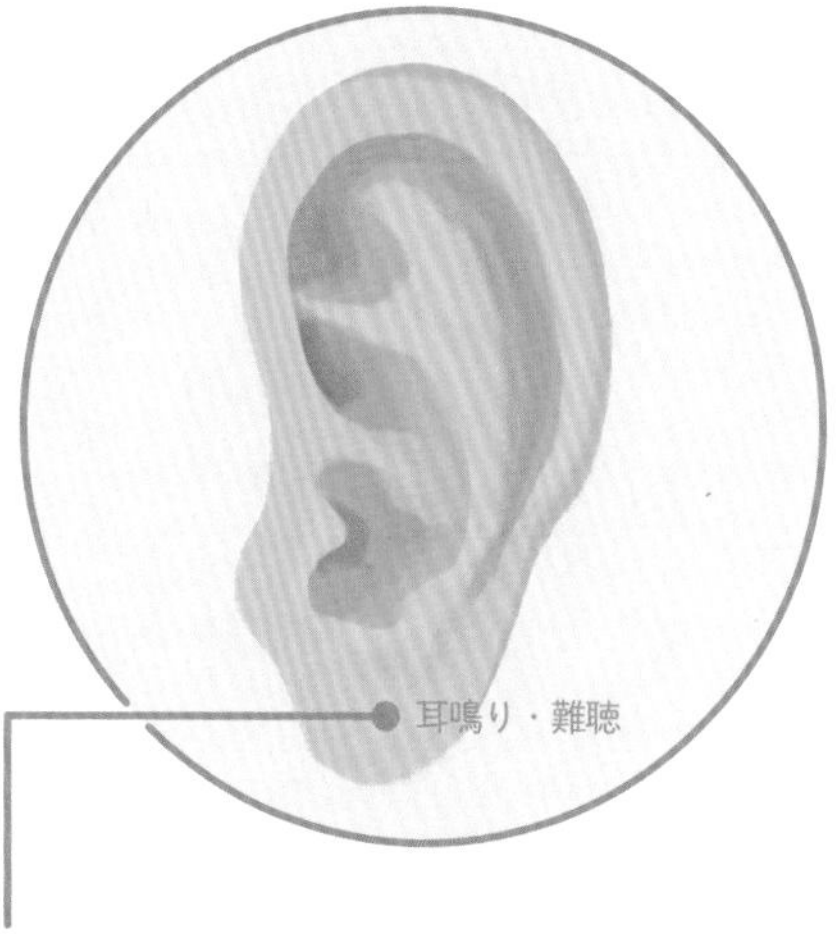

「耳鳴り・難聴」のための耳ツボの位置

耳鳴りのツボと難聴のツボはともに、耳たぶの中心より少し外側にあります。

気になる症状&効果

めまい・むくみ

めまいが起きると立っていることが難しくなり、自分や周囲の風景が〝ぐるぐる回っている〟ように感じたり、〝ふわふわ〟して歩けなくなったりします。

めまいを防ぐ耳ツボは、耳たぶの中心より少し外側にあります。めまいは起床時に起きやすいため、起床時に耳のツボ周辺をもみほぐすようにします。また、めまいが起きたときに、耳ツボをもみほぐすことで、常に周囲がぐるぐる回っている状態が緩和される可能性があります。

私が施術をしている人に、外出中にめまいが起きたときに、ベンチなどで休憩をとりながら、落ち着いて耳ツボの周辺をもみほぐしたら、症状が少しずつ軽減できたというお話を聞きました。

めまいは気圧とも関係していて、低気圧によってめまいが誘発されることもあり

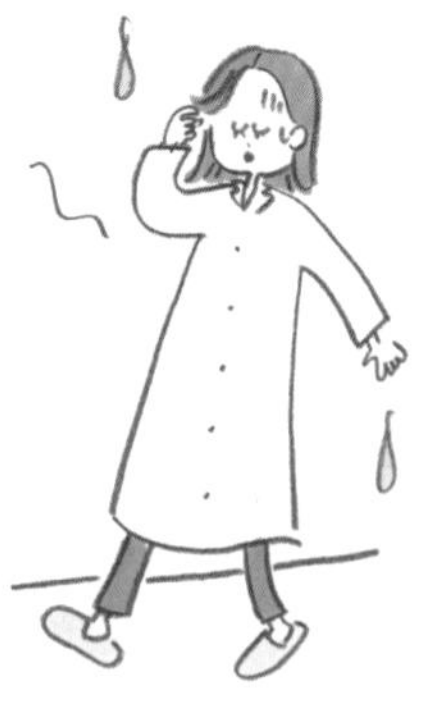

ます。例えば、台風が近づいているときや季節の変わり目などには、意識的にめまいを防ぐ耳ツボを刺激することで、めまい予防に役立ちます。

ストレスもめまいに関与していると考えられます。耳の内側には副交感神経が集まっているため、その周辺をもみほぐせばリラックスできて、予防しやすいです。

むくみの主な原因は水分の摂りすぎです。水を飲みすぎると水の体外への排出が追いつかず、体に水がたまってしまうのです。顔のむくみは、体の細胞の間に水分がたまることで生じます。

むくみ解消には、耳の顔側のでっぱりの部分にある耳ツボを刺激します。この耳ツボは体の水分調節に関係しています。リンパが滞っていると痛みを感じることがあるので、無理のない程度にツボの周辺を押してみます。この耳ツボの周辺にはリンパ節もあるので、刺激することでリンパの流れがよくなり、むくみが解消されやすくなります。

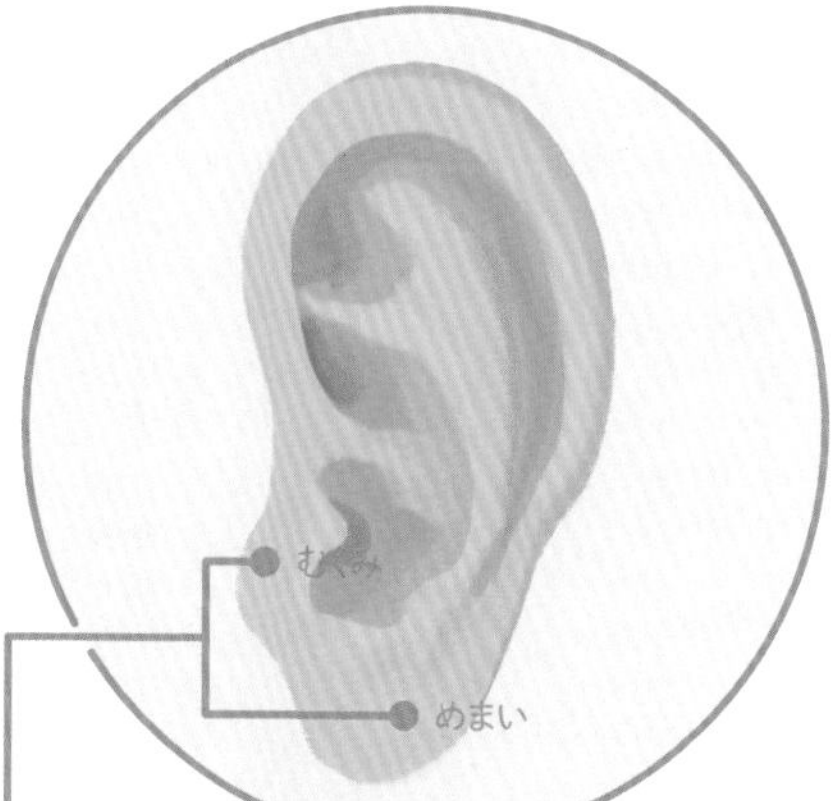

「めまい・むくみ」のための耳ツボの位置

めまいのツボは耳たぶの中心より少し外側、むくみのツボは耳の顔側のでっぱり部分にあります。

気になる症状&効果

食べ過ぎ防止・胃もたれ解消

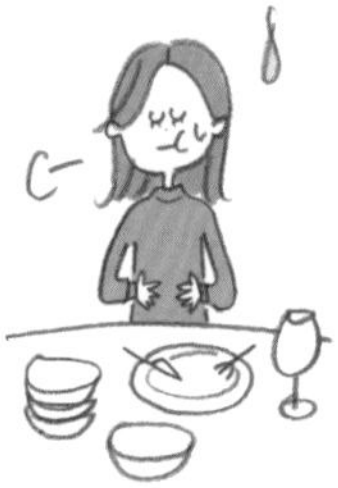

美味しい料理やお酒を前にすれば、誰でも食欲を抑えられなくなります。しかし、食べ過ぎは後々、体重が増えて後悔したり、胃もたれにつながったりします。そうならないためにも、食事をする前に食べ過ぎ防止の耳ツボをもみほぐし、食事の摂り過ぎに気をつけるようにします。

食べ過ぎ防止の耳ツボは、耳穴の顔側にでっぱりの少し下にあります。このツボは、食欲を30%抑えられるツボといわれています。ツボは指でほぐしながらもんだり、ツボを押して刺激をするなど、どちらの施術でも同じような効果が得られます。施術のとき、水分を摂りながらのほうが効果につながりやすいです。また、食事を摂る10分前に水や白湯を飲み、耳ツボをもみほぐしていると、食べたい欲を抑えることができるようです。お腹がすいたときもおすすめです。

私のサロンのお客様に、ダイエットが目的で毎日の食事に気をつけ、運動を続けながら耳ツボを刺激した結果、1年で体重がマイナス20kg、ウエストがマイナス10cmになった人がいます。

食べ過ぎ防止のツボをうまく利用すれば、そのぐらいの効果を得ることも可能になります。

胃もたれのツボは、耳穴のすぐ横にあるくぼんだ部分の付近です。耳の穴のまわりや、耳の内側に内臓（胃、大腸、小腸）のツボが集まっています。

胃もたれやおなかの痛みがあるときは、胃もたれのツボを指でやさしく押すようにします。ツボを刺激し始めると腸の働きがよくなります。ぐるぐると鳴って動き始めるのを感じる人も多いです。

サロンのお客様で慢性的な胃もたれで気分も優れなかったけれど、毎日耳ツボの刺激を続けてみたら、胃がスッキリしたという人もいました。

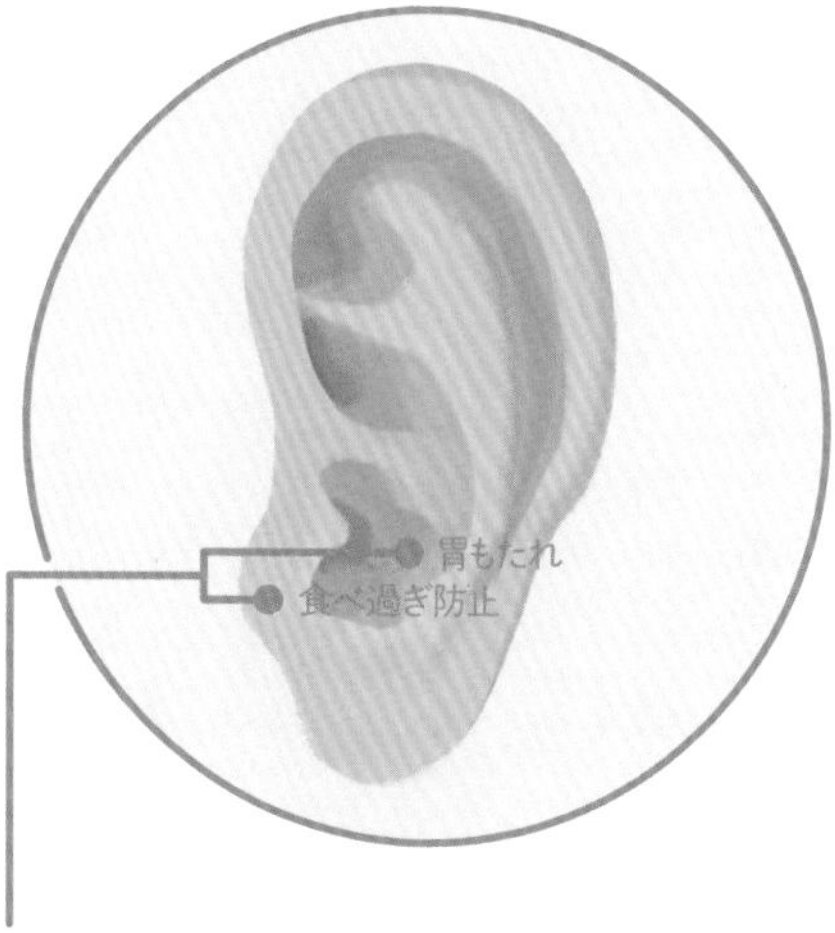

「食べ過ぎ防止・胃もたれ」のための耳ツボの位置

食べ過ぎ防止のツボは耳穴の顔側のでっぱりの少し下、胃もたれのツボは耳穴のすぐ横のくぼんだ部分の付近にあります。

気になる症状&効果

鼻炎・アレルギー

毎年、春先になると多くの人が花粉症に悩まされます。花粉症の象徴ともいえる症状に、くしゃみが止まらない、目が充血してかゆみが出る、水のように透明な鼻水が流れ出るなどがあります。

花粉症はアレルギー性の鼻炎の一種なので、このような症状は花粉が鼻の粘膜から体内に入り込むことで生じます。

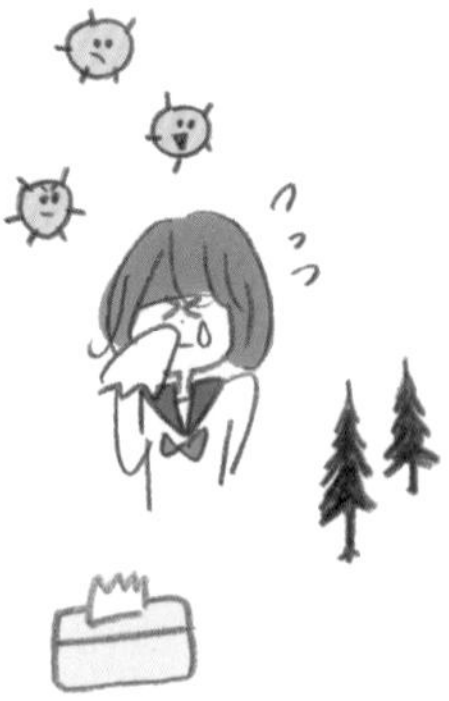

鼻炎の症状を緩和する耳ツボは、少しわかりにくいところにあります。それは耳穴の顔側のでっぱり部分の内側です。

この耳ツボを刺激するとかなりの痛みを感じますが、鼻が通るようになるため、施術後はスッキリしたと感じる人が多いようです。

サロンのお客様で、毎年、春先になると、「花粉症の季節が来てしまった」と憂鬱になるという人がいました。その人は、この耳ツボを刺激するようになってから、花粉症の時期に症状が出なくなり助かっているそうです。

アレルギーには他に、じんましん、アトピー性皮膚炎などがあります。このうちじんましんは、食べ物や薬などのアレルギー物質が体に入ることなどが原因で、皮膚の一部分や全身に赤い腫れが出て盛り上がり、強いかゆみを伴います。

じんましんなどの肌のアレルギー症状を和らげるには、耳穴の下部分の顔側にある耳ツボを刺激します。

アレルギーに伴う肌トラブルにも、耳を刺激することで血液やリンパの流れをスムーズにできるため効果が期待できます。血液やリンパの流れがよくなれば、体の新陳代謝が活発になります。

自律神経の乱れがアレルギーに関係していることもあるので、同時に自律神経の耳ツボをもみほぐすようにして、自律神経を整えることも大事です。

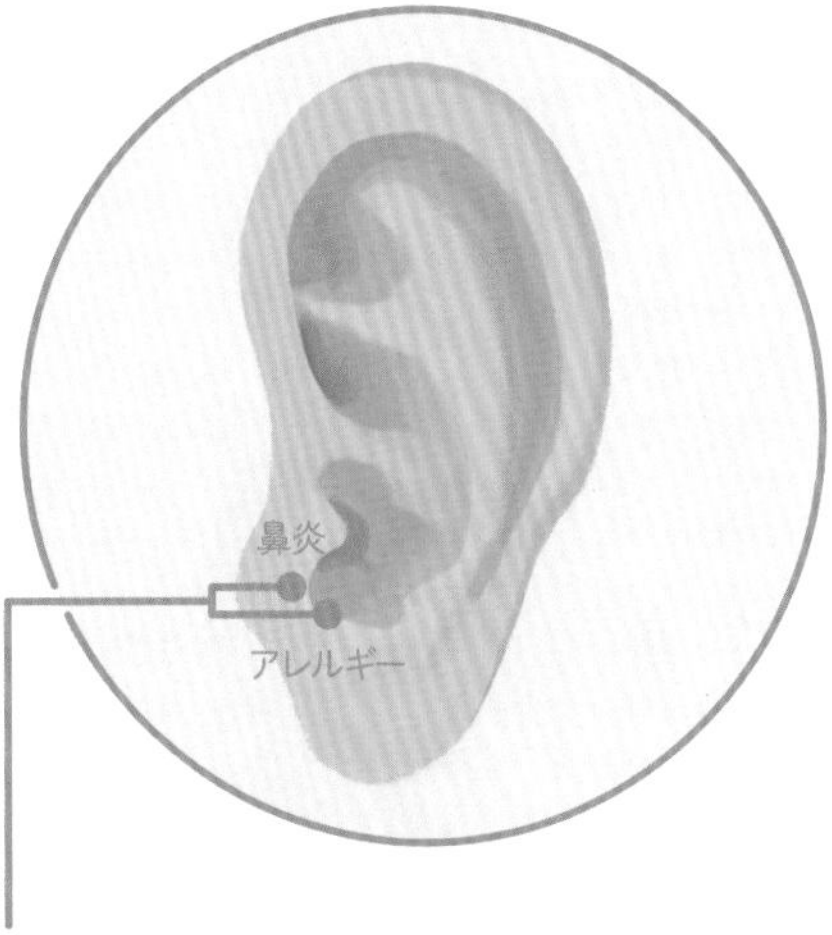

「鼻炎・アレルギー」のための耳ツボの位置

鼻炎のツボは耳穴の顔側のでっぱり部分の内側、アレルギーのツボは耳穴の下の部分の顔側にあります。

気になる症状&効果

のどの不調・せき

私たちののどは呼吸によって絶えず空気を取り込んでいます。空気中には、異物である花粉やほこり、ウイルスが混じっていて、それがのどに入り込むと、せきを誘発する原因になります。

これらの異物のうち、ウイルスや細菌はせきをしても取り除くことができず、のどの炎症から、かぜを発症させることがあります。

のどが不調のときは、耳たぶの一番下の部分を押すようにします。ここには扁桃腺の耳ツボがあります。

リンパが滞っていたり、首にこりがあったりすると、耳ツボを押したときに痛みを感じる場合があります。痛みを感じたときは、無理のない範囲で押すようにします。1分ほどツボの周辺をもみほぐすことで、のどがスッキリするようです。

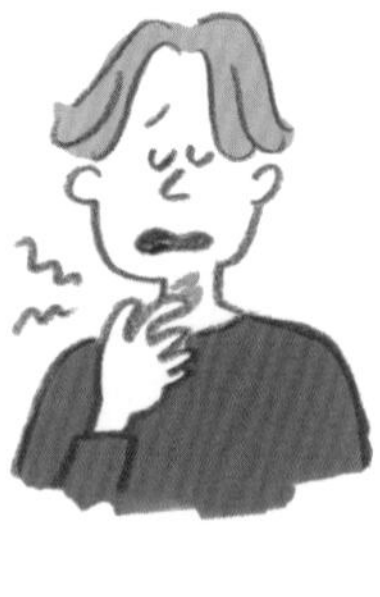

これまでずっとのどに違和感があった人が、この耳ツボを押したところ、すーっとのどが通ってスッキリしたという話も聞きました。

また、なかなかせきがよくならず、せき止めの薬をずっと飲み続けていた人がいました。この人は薬を長期間飲むことに抵抗があったのですが、せきがおさまってのどが楽になり、飲まなくてすむようになりました。

のどの不調やせきを予防するには、外出先から帰ったらうがいをする習慣をつけることが大事です。そうすれば、外出時にのどに付着したウイルスや細菌などを排出することができます。

また、空気が乾燥するとウイルスが増殖しやすいので、室内では加湿器を使い加湿するのも効果的です。

のどを乾燥させないようにマスクをすることも心がけます。

水分の補給をこまめに行うようにして、食事では栄養のバランスに気をつけましょう。

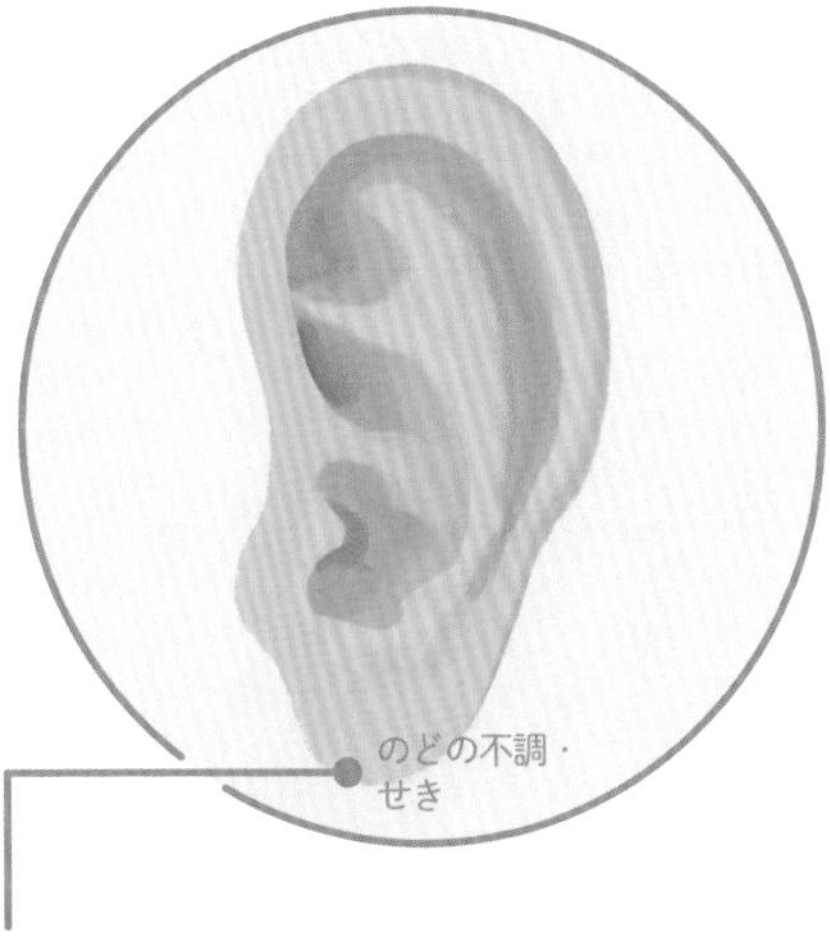

「のどの不調・せき」のための耳ツボの位置

のどのツボは耳たぶの一番下の部分にあります。

気になる症状&効果

便秘

排

便は毎朝1回あるのが望ましいといわれています。3日以上便通がない場合は便秘といってもいいでしょう。特に便秘は女性に多い症状です。

便秘のときは、耳穴の下部分にある便秘の耳ツボを刺激します。頑固な便秘の人が耳ツボを刺激したところ、すぐに便秘が解消したケースがあります。便秘のお子さんの耳ツボを親御さんがもみほぐしてあげるのもいいかもしれません。

また、耳穴の横には大腸と小腸の耳ツボがあるので、それらも合わせてもみほぐすようにすれば、便秘だけでなく下痢の症状も和らげやすいです。

もう1つ、便秘解消の裏技として、耳の穴に指を入れて上下左右に押し広げる方法があります。少し痛いですが効果が高い施術で、トイレに入ってから行うのもおすすめです。

便秘のときは、なるべく時間に余裕をもってトイレに入るようにしましょう。

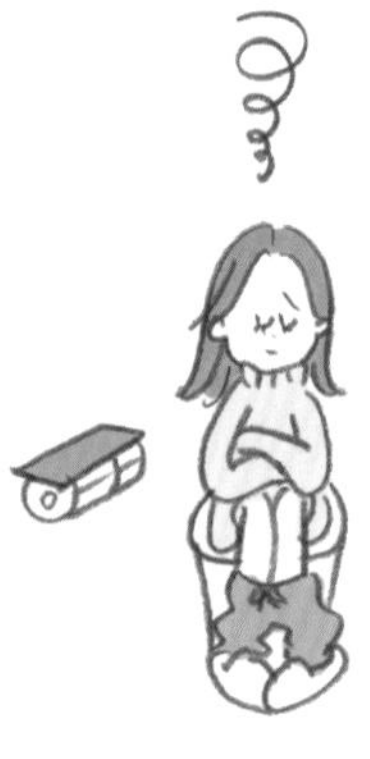

便秘は、日々の生活形態や食事と密接な関係があります。食生活の乱れや運動不足、ストレスなどが便秘を引き起こしていることがあるので、自分の生活に目を向けることが大事です。

改善法としては、便秘と深く関わっている食事を見直すこと。大腸のぜん動運動を活発にする食物繊維を積極的に摂るようにします。食物繊維を含む食品にはきのこ類や海藻類などがあるので、できるだけ食事に取り入れます。

便秘の解消には腸内の善玉菌を増やすことも重要なので、ヨーグルトや発酵食品、食物繊維を多く含む食材を毎日、食べるようにします。そうすれば、腸内に悪玉菌が増えて便秘が起こりがちな腸内環境を整えることができ、免疫力も高められます。

便秘の耳ツボをもみほぐしながら、現在の生活習慣を見直してみることによって、長年悩んでいた便秘を改善できた人も大勢います。

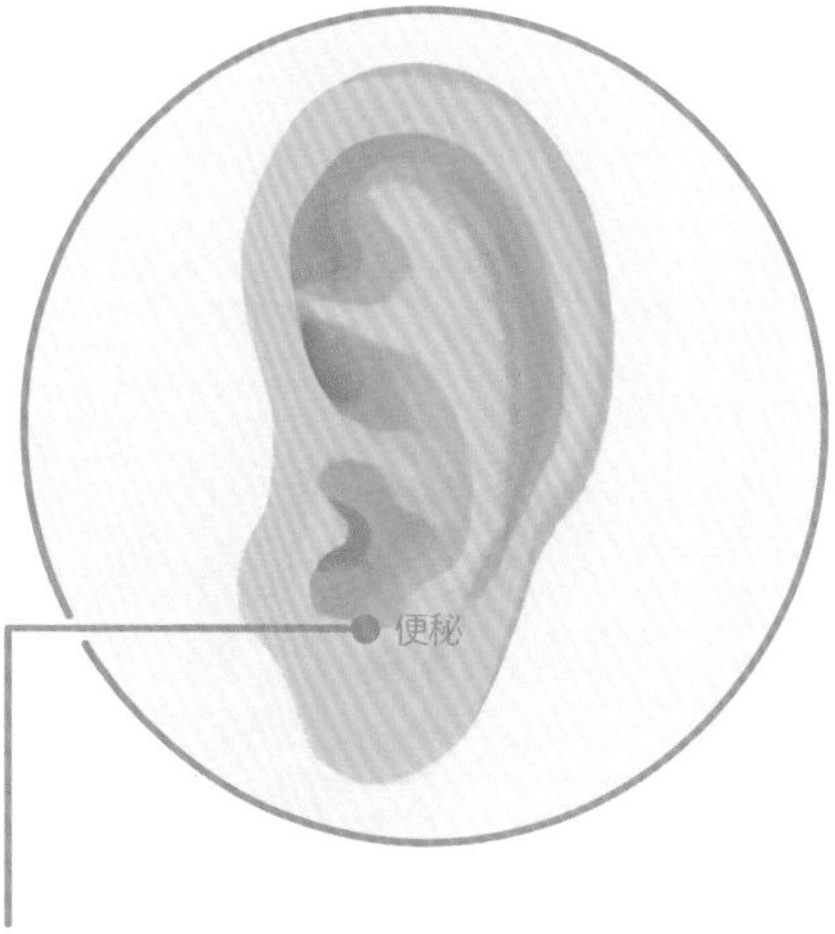

「便秘」のための
耳ツボの位置

便秘のツボは耳穴の下の部分にあります。

気になる症状&効果

生理痛

生理のときに生理痛に悩む女性は多いようです。生理痛は個人差が大きく、あまり不調を感じない人もいれば、腹痛や頭痛、吐き気などで寝込んでしまい、日常の生活に支障が出るほど症状が重い人もいます。

生理痛の解消には、耳の上部の顔側にあるくぼんだ部分の顔側の耳ツボをねらって押すようにします。生理痛を緩和するツボを押すと、子宮を収縮する作用があります。そのため、妊娠初期の人は間違って押さないように注意してください。

私のサロンのお客様で、生理不順に悩んでいた人がいたのですが、その人がこの耳ツボを押す施術を毎日続けたところ、生理周期が安定しました。やがて自然妊娠で双子を出産し、現在は４人のお子さんを育てています。

また、生理痛が重く気分も沈みがちだけれど、耳の施術を行うことで気持ちが落

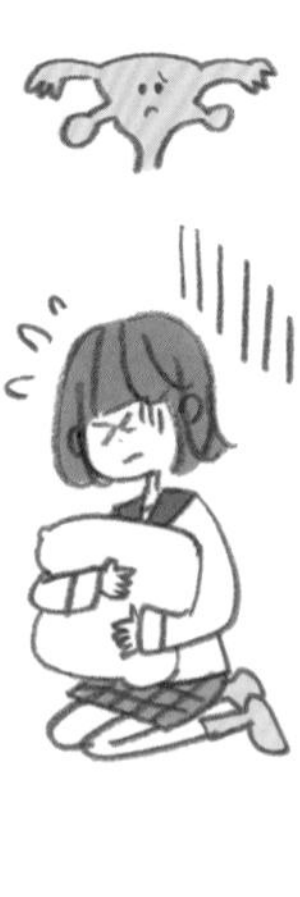

ち着くようになった人や、耳ツボを刺激したら2年ぶりに正常な周期で生理がくるようになったという40代の人もいます。

毎日、耳を触ることで、気持ちの浮き沈みを意識するようになり、体調や心の変化に対して心構えができるようになったと感じる人もいるようです。

生理痛がある人の病気では、生理の数日前から月経前症候群（ＰＭＳ）が起こる人がいます。ＰＭＳの症状には、腹痛や頭痛、めまいなどの身体的なもののほかに、イライラしたり不安感が強くなるなどの精神的なものもあります。

原因ははっきりわかっていないようですが、女性ホルモンの分泌量の急激な変化だと考えられ、生理が始まれば症状が軽減するか、解消することが多いです。

人によって生理前や生理中、排卵時など、痛みを感じるタイミングが異なります。自分がいつ痛みを感じるのかという体のリズムを知り、耳ツボ刺激をうまく取り入れれば症状の軽減につながります。

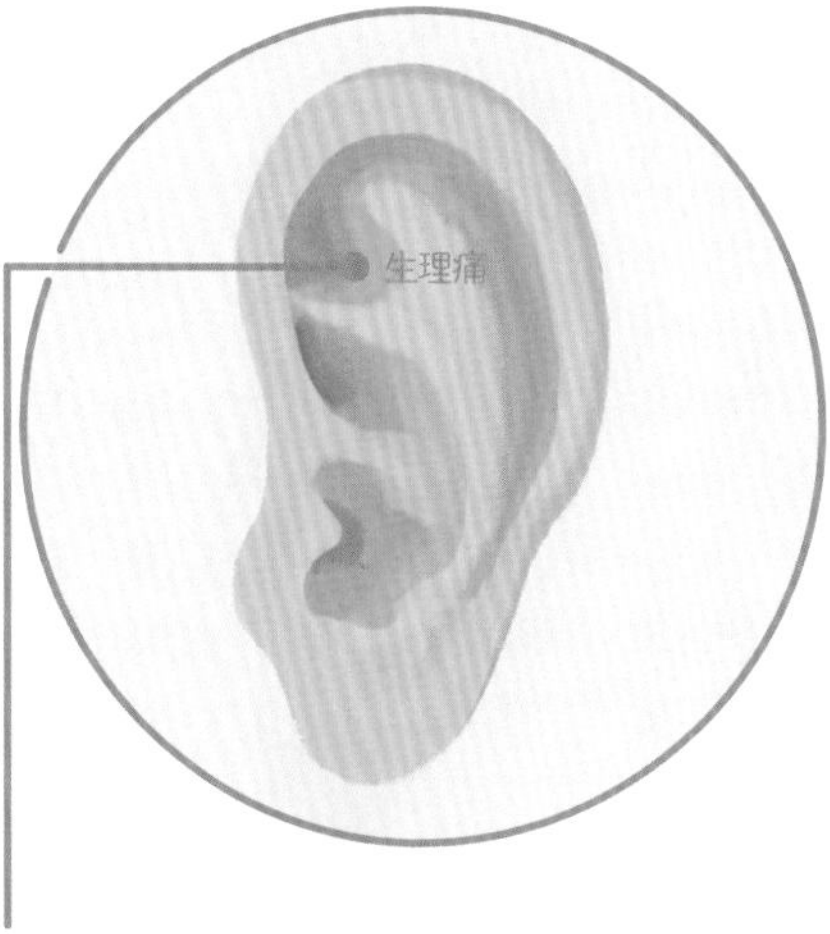

「生理痛」のための
耳ツボの位置

生理痛のツボは耳の上部の顔側のくぼんだ部分の顔側にあります。

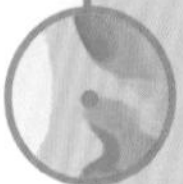

気になる症状&効果

更年期

更年期とは閉経の前後10年ほどのことを指します。年齢でいうと大体、45歳〜55歳ぐらいです。この更年期にホルモンバランスが変化して、さまざまな不調が表れるため、これらの不調を更年期障害といいます。

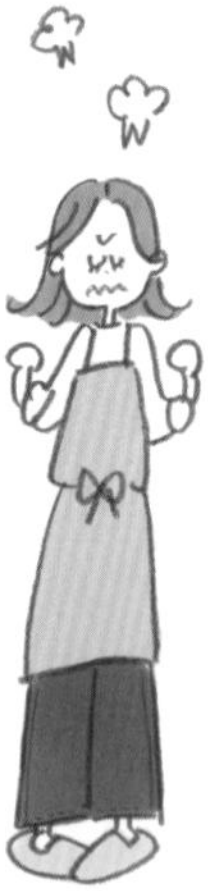

更年期の不調を和らげるには、耳の上部の顔側にあるくぼみ部分の顔側の耳ツボをねらって刺激します。ツボを押しながらもみほぐすと、リラックス効果も実感できるので毎日の習慣にしましょう。

ほてりやイライラ、気持ちの浮き沈みなどの、更年期障害に悩んでいた人が、耳ツボをねらって押す施術を毎日行ったところ、穏やかな気持ちで過ごせるようになっていきました。

また、更年期障害によって焦りを感じていた人は、この耳ツボを毎日、刺激しているうちに、「いつか楽になる時期がくるだろう」と、のんびり構えて待つことができるようになったといいます。更年期だからといって神経質にならずに、ゆったりと過ごし、心に余裕をもつことが大切です。

更年期障害の症状は個人差が大きいですが、主な症状には、肩こり、頭痛、のぼせやほてりなどのホットフラッシュ、冷え、不眠、めまいなどがあります。精神的な症状として、イライラや抑うつ状態が表れたり、判断力、集中力などが低下したと感じる人もいるようです。

このような更年期障害の症状は、更年期のツボと合わせて気になる症状のツボを押しながらもみほぐすようにします。

例えば、肩こりや頭痛がある人は3つのツボを順番に刺激することで、症状を軽減する効果が実感できます。

更年期障害は自律神経の乱れが関係していることが多いようです。自律神経のツボも一緒にもみほぐすようにします。

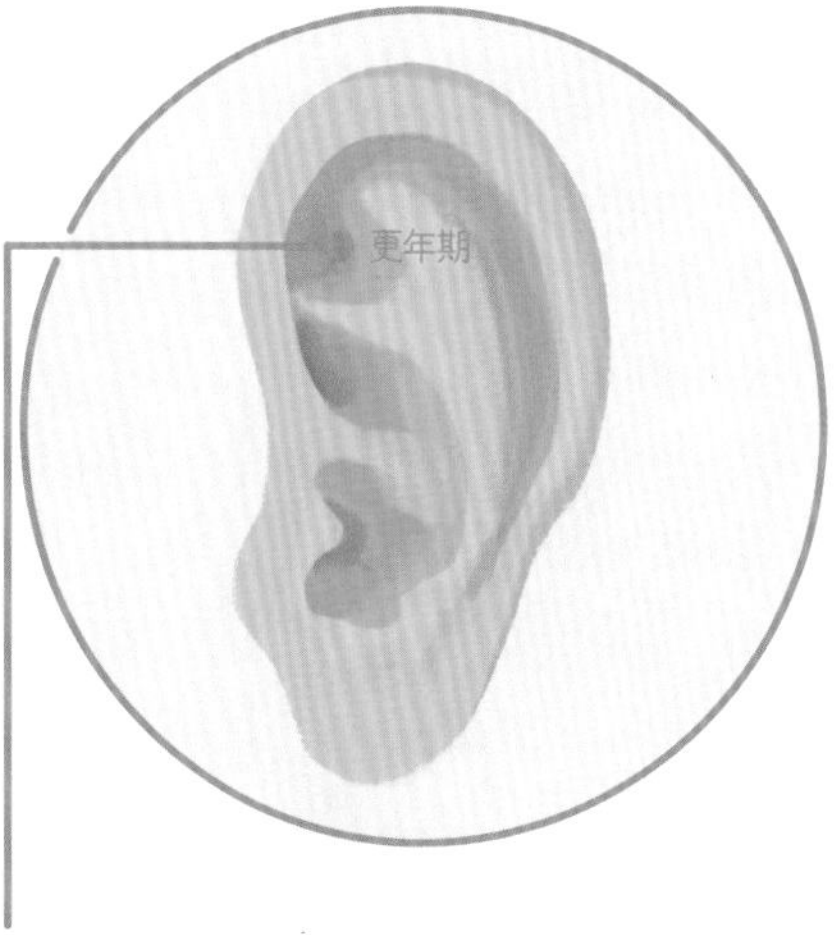

「更年期」のための耳ツボの位置

更年期のツボは耳の上部の顔側のくぼんだ部分の顔側にあります。

気になる症状&効果

頻尿・前立腺

トイレが近く、すぐにトイレに行きたくなる症状を頻尿といいます。一般的には、朝、起床してから夜、就寝するまでの間に、トイレに行く回数が8回以上になる場合が頻尿になります。

頻尿の主な原因として「過活動膀胱」があります。

過活動膀胱とは、ほんの少ししか尿がたまっていないのに膀胱が収縮し、急に尿意を催して我慢ができなくなる状態です。1回の排尿量はわずかですが、何度もトイレに駆け込むことになります。過活動膀胱は多くの場合、加齢が原因となって起こるようです。

ほかに、トイレのことが気になって何度もトイレに行く心因性の頻尿もあります。

就寝中にトイレに1回以上起きると夜間頻尿に該当します。加齢とともに夜間頻

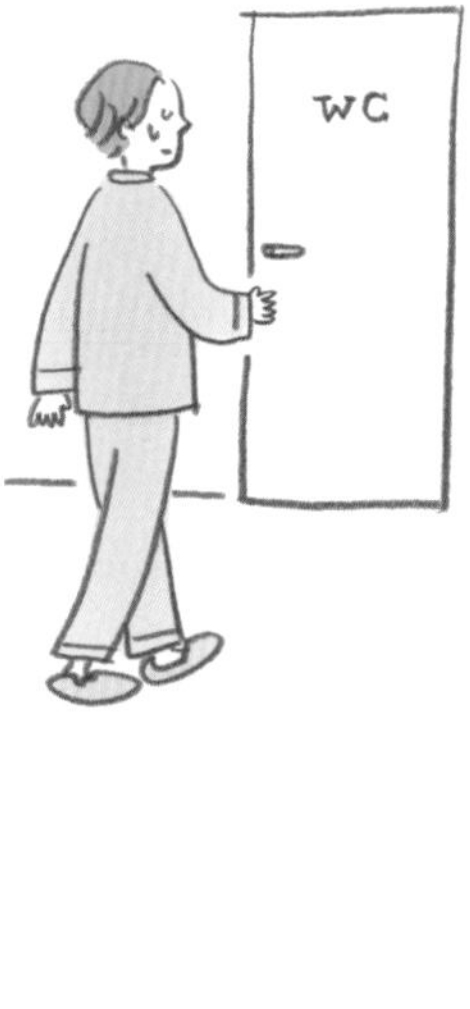

尿の人が増えていきますが、熟睡できないだけでなく、転倒して骨折するリスクもあるので、症状を改善したいと思っている人も多いようです。

頻尿のツボは、耳穴の上のくぼみ部分の中心にあります。耳の穴に近く、ねらいにくい場所でもあるので、ツボ周辺を全体的にもみほぐすようにします。

前立腺は男性だけがもつ臓器で、膀胱の下にあります。女性は前立腺についてあまり知らないかもしれませんが、前立腺には精子の動きを活発にする前立腺液という体液を作る役割があります。

前立腺のツボは、耳上部の顔側のくぼみ部分の中心にあります。前立腺の耳ツボを刺激すれば、気になる前立腺の症状を防ぐ効果が期待できます。

40歳を過ぎたころから前立腺が肥大する「前立腺肥大症」の人が増える傾向にあります。前立腺肥大症になると尿の勢いが弱まるなどの症状が表れて、頻尿の原因になることもあります。

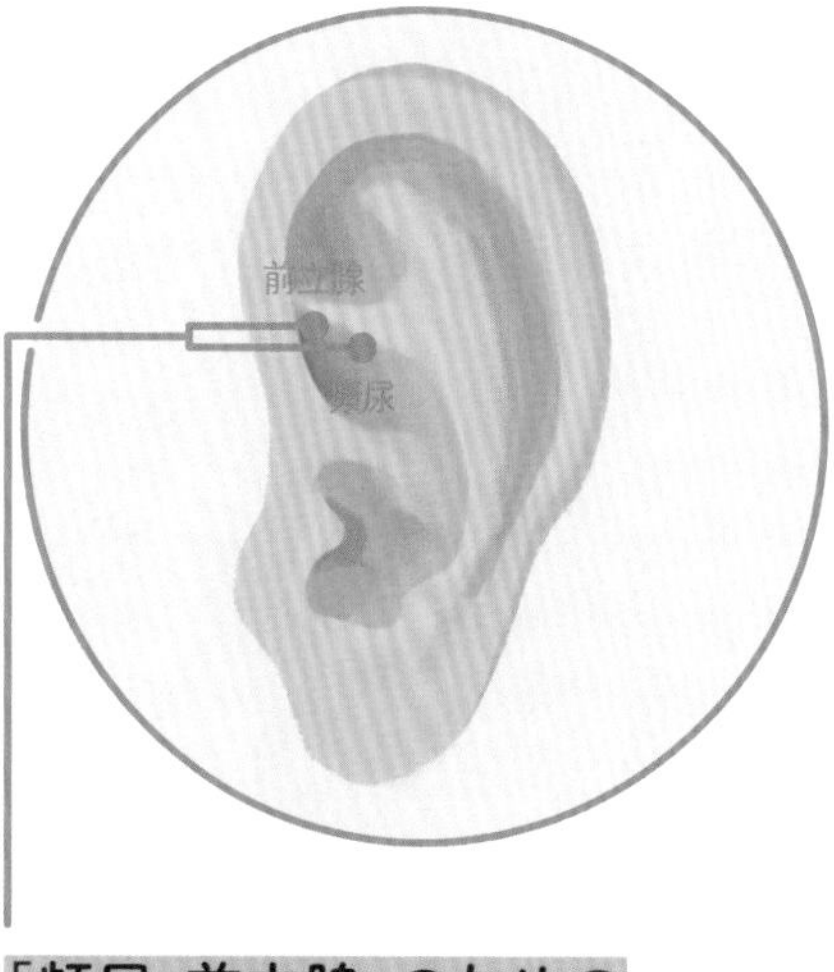

「頻尿・前立腺」のための耳ツボの位置

頻尿のツボは耳穴の上のくぼんだ部分の中心、前立腺のツボは耳の上部の顔側のくぼんだ部分の中心にあります。

気になる症状&効果

二日酔い・認知症

お酒を飲みすぎると、翌日に頭痛やめまい、吐き気など、不快な二日酔いが引き起こされることがあります。

もし二日酔いになってしまったら、内臓の働きを活発にして消化を助けるために二日酔いの耳ツボを刺激します。この耳ツボは耳穴の下部分の中心にあります。代謝が促されて気分もすっきりしやすいようです。二日酔い予防として、飲み会の前に耳ツボ施術を受けに来る人もサロンのお客様の中にいます。

二日酔いが起こるのは、体に多量のアルコールが入り、肝臓がアルコールを分解しきれないことが原因です。二日酔いを防ぐには飲みすぎないことが一番です。また、空腹な状態で飲まない、おつまみを食べながら飲むなどの工夫をします。

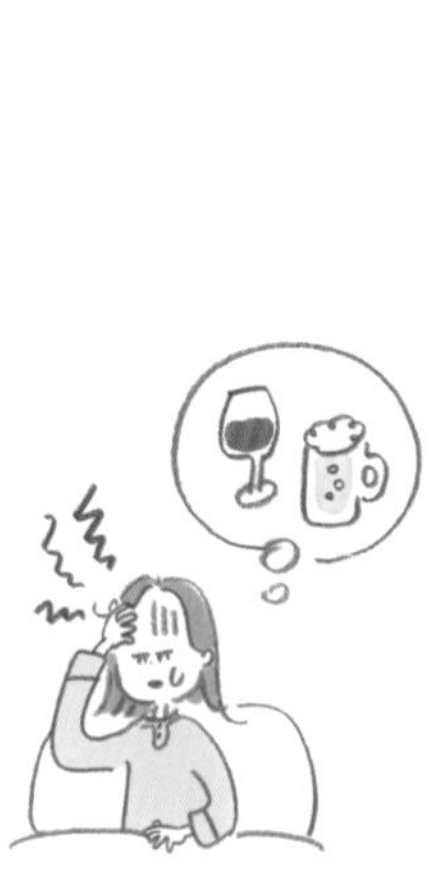

二日酔いの耳ツボの近くに、認知症の耳ツボがあります。この耳ツボを刺激する

ことで、脳の血流がよくなり脳が活性化されます。耳をよくもみほぐして柔らかくしておくことが、認知症の予防につながるのではないかと考えられます。

実際、サロンにいらっしゃる92歳の方は受け答えがしっかりしていますが、耳がとても柔らかく、感覚も鋭く敏感です。

加齢とともに認知症になるリスクは上がります。認知症になると物を覚えられない、過去のことが思い出せない、これまでできていたことができなくなるなどの症状が表れて、日常生活を送ることが難しくなってしまいます。

認知症は加齢によるもの忘れとは異なります。例えば、もの忘れでは昨夜の夕食に何を食べたのか思い出せないことがあります。一方、認知症の場合は夕食を食べたこと自体を忘れてしまうのです。

最近は積極的な予防として、有酸素運動をしたり、人と会話をして社会的なつながりを作ったり、脳トレをすることなどが推奨されています。

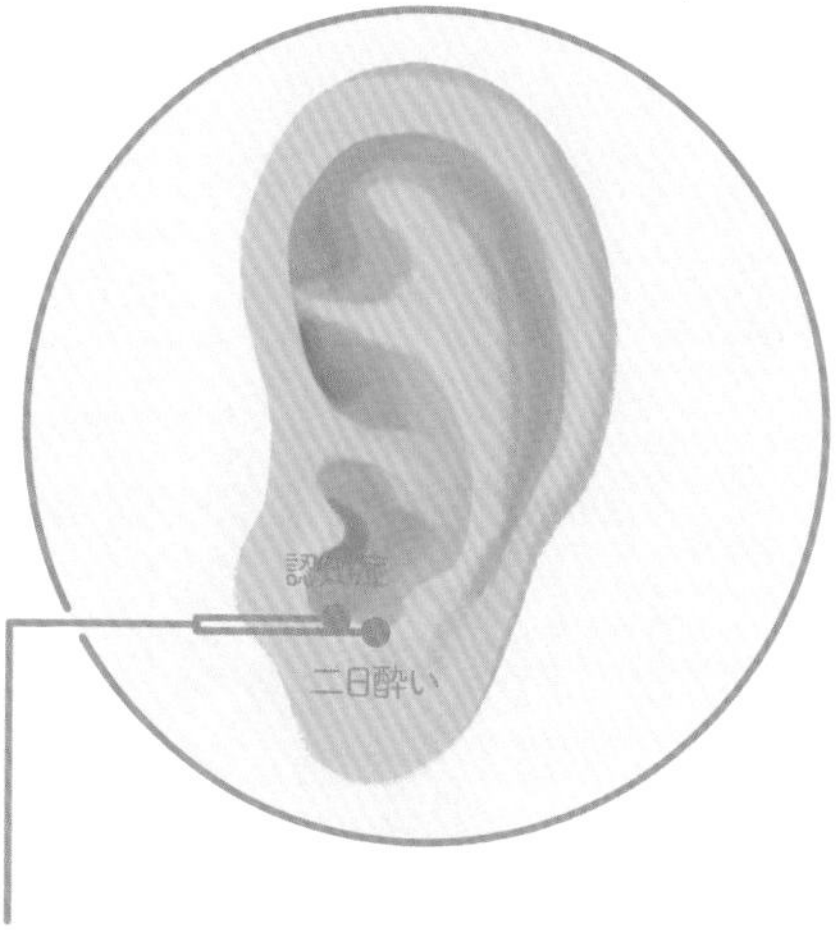

「二日酔い・認知症」のための耳ツボの位置

二日酔いのツボ、認知症のツボはともに、耳穴の下の部分の中心にあります。

気になる症状&効果

薄毛・白髪

女性の髪の毛の太さやボリュームは30代後半にピークを迎え、その後は年齢とともにうねりや抜け毛などの変化が表れます。頭皮がうっすらと透けて見えて、はじめて薄毛に気がつく人もいるでしょう。

薄毛は頭皮の血流が悪くなって、髪の毛を作る細胞の働きが低下することで起こります。閉経で女性ホルモンの分泌量が低下すると、ますます薄毛が進行します。

女性の薄毛は主に2つのタイプがあります。1つはびまん性脱毛症で、頭頂部の髪の毛の密度が粗くなり地肌が透けて見えます。もう1つは牽引性脱毛症で、髪を結ぶことで額や頭頂部の髪の毛が引っ張られて、その部分が薄くなります。

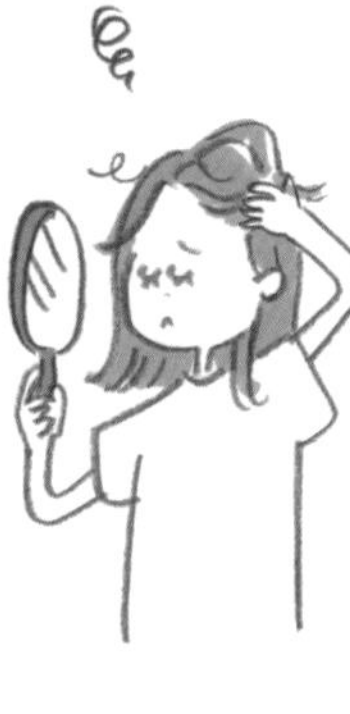

薄毛予防の耳ツボは、耳たぶの裏側の中心付近にあります。この耳ツボを親指と人差し指で押したりもんだりして刺激していきます。

耳は頭皮に近い部分にあるため、ひっぱったり、たたんで回したりすると、血流とリンパの流れがよくなり、頭皮の健康を保ちやすくなります。

年を取るにしたがって髪の毛に白髪も増えていきます。髪の毛の色を作るのはメラニン色素ですが、このメラニン色素が何らかの理由によって作られなくなると白髪になります。

白髪のツボは薄毛のツボと同じで、耳たぶの裏側の中心付近にあります。この耳ツボを押したりもんだりして刺激します。耳をひっぱったり、たたんで回したりすると血流とリンパの流れがよくなり、頭皮に良い影響を与えてくれます。

白髪は老化現象のほかに、栄養不足で代謝が落ちているときや、強いストレス、精神的ダメージなどが原因になることもあるようです。

白髪が気になって抜いてしまう人もいるようですが、頭皮に炎症が起きるので抜かないようにしましょう。

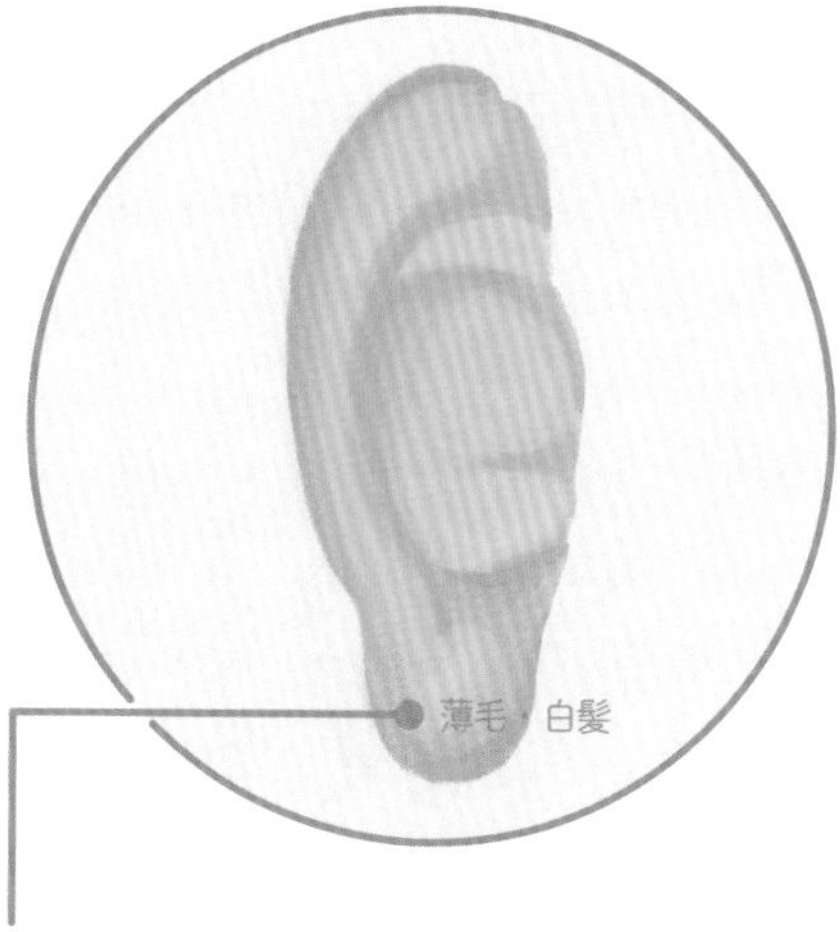

「薄毛・白髪」のための耳ツボの位置

薄毛のツボと白髪のツボはともに、耳たぶの裏側の中心付近にあります。

column2

耳は正直です

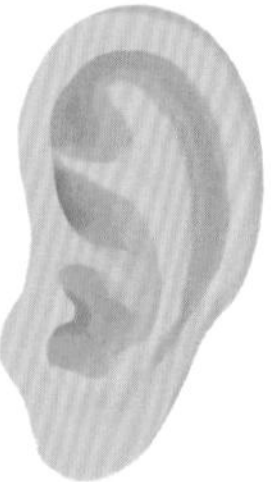

耳はその人の「感情」を表します。恥ずかしいときや怒ったときに顔が赤くなりますが、耳も赤くなります。耳はノーメイクなので耳が赤いとわかりやすいです。

また、不安を感じているとき、嘘をついているとき、言い訳を考えているときなどに、無意識に耳を触っている人を見かけます。

私は仕事柄、いつも人の耳を見て分析しているので、私だけが思っているのかもしれませんが、耳が見える髪型の人、ピアスやイヤリングなどをつけていない人は、**開放的でフレンドリーな人**、話しやすい人が多いように感じます。

一方、髪の毛で耳を隠している人や帽子などで耳が見えない人、大ぶりなイヤリングやピアスをたくさんつけている人は、なかなか心を開かない人、**本心がわからない人が多い**ようです。実は私のこれまでの人生の心境の変化に重なる部分があるから、そう思うのかもしれません。

もともと私は極度の人見知りで、幼い頃からずっと髪で耳を隠していました。初対面の人に会うときや初めての場所に行くときは、緊張して耳を隠したくなり、帽子や髪で耳を隠していました。今でもその傾向は残っています。

反対に家族や友人など、気心の知れた人と話すときは、髪を耳にかけて耳を出しても平気です。**耳はその人の心境を正直に映し出す鏡**なのだと思います。

第3章

耳ツボを刺激して気になる症状を改善

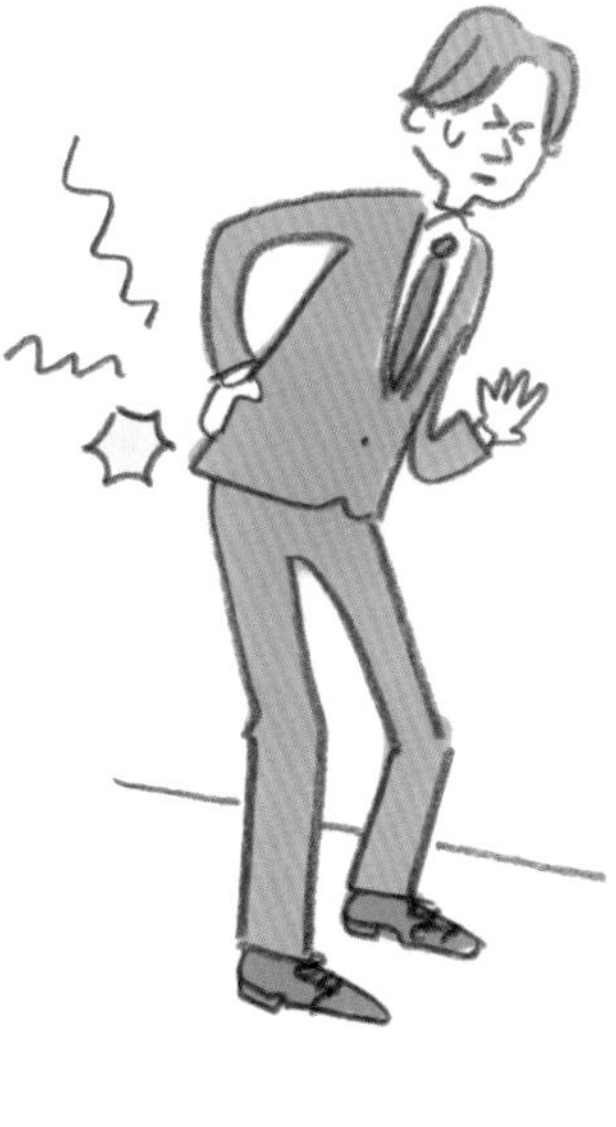

不快な症状は体からのサイン

7つの耳ツボ刺激で軽減する

私たちの体は、常に健康な状態に保てるように日々、細胞が活動しています。

しかし、仕事が忙しく不規則な生活が続いたり、寝不足になったり、ときにはストレスを抱えこんだり……。このようなことがあると、自分でも気がつかないうちに心身に負担がかかってしまい、体に少しずつ蓄積されていきます。

それらはある日、不快な症状となって表れます。よく眠れなかったり、朝起きたときに肩や腰が重かったり、鏡で自分の顔を見たときに肌のくすみやむくみが生じていたりするのです。気になる症状に合った耳の刺激方法を見つけ、耳ツボ刺激を習慣にすることで症状を軽減できます。

「電車の中」「デスクワーク中」「テレビを見ながら」「入浴しながら」など、場所を選ばずに耳を触ることができるのも耳ツボ刺激のよい点です。

次から7つの方法を紹介します。

耳を刺激する7つの基本形

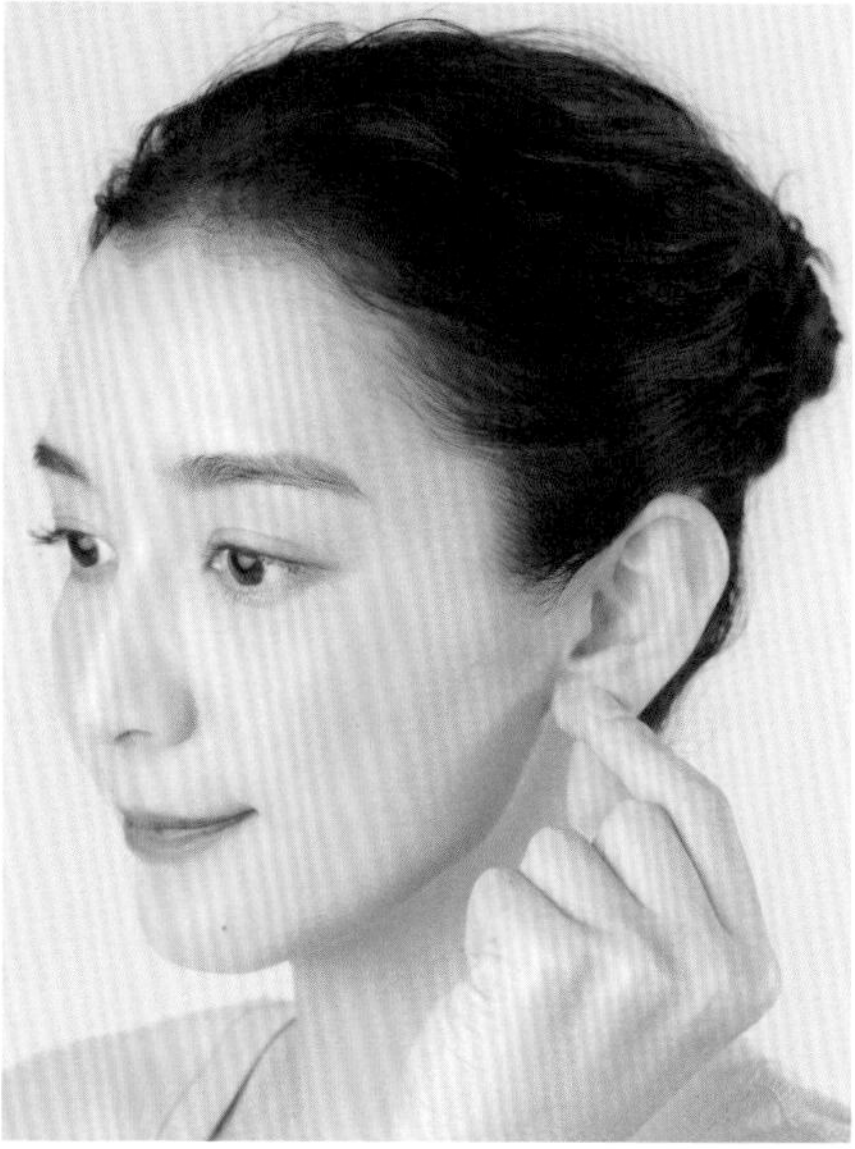

① 耳たぶをもむ

こんな症状に対応

疲れ目、歯痛、顎関節、頭痛、耳鳴り、難聴、めまい、のどの不調・せき

人差し指は**耳たぶの中心**を押さえ、親指は耳たぶの裏側から支えて、耳たぶの外側や下のふちを**10回ずつ**もみほぐす施術です。P108で詳しく紹介します。

https://kdq.jp/KWTxw-1

② 耳の内側を押す

こんな症状に対応

胃もたれ、食べ過ぎ、アレルギー、鼻炎、便秘、生理痛、更年期、前立腺、頻尿、認知症、二日酔い

耳穴の下の部分を人差し指で押さえて、そのまま下へ**10秒押し下げる**施術です。P110で詳しく紹介します。

https://kdq.jp/KWTxw-2

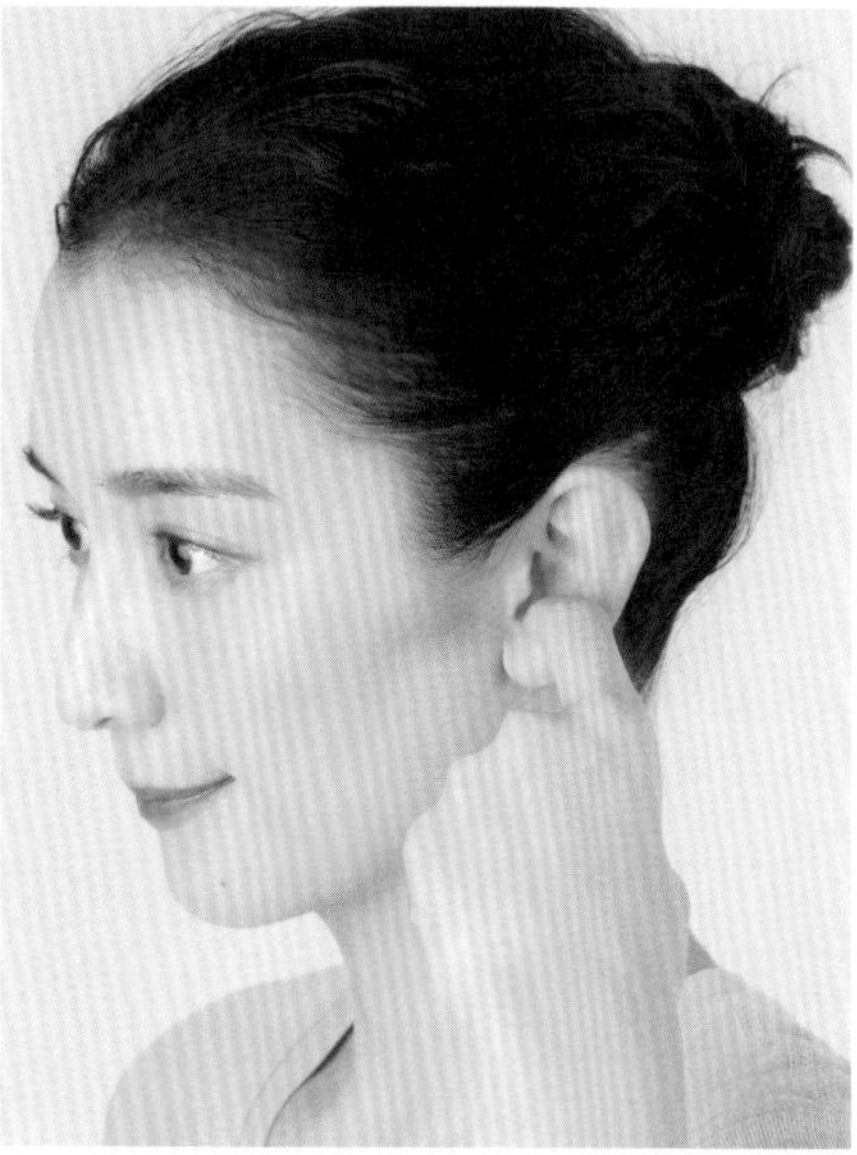

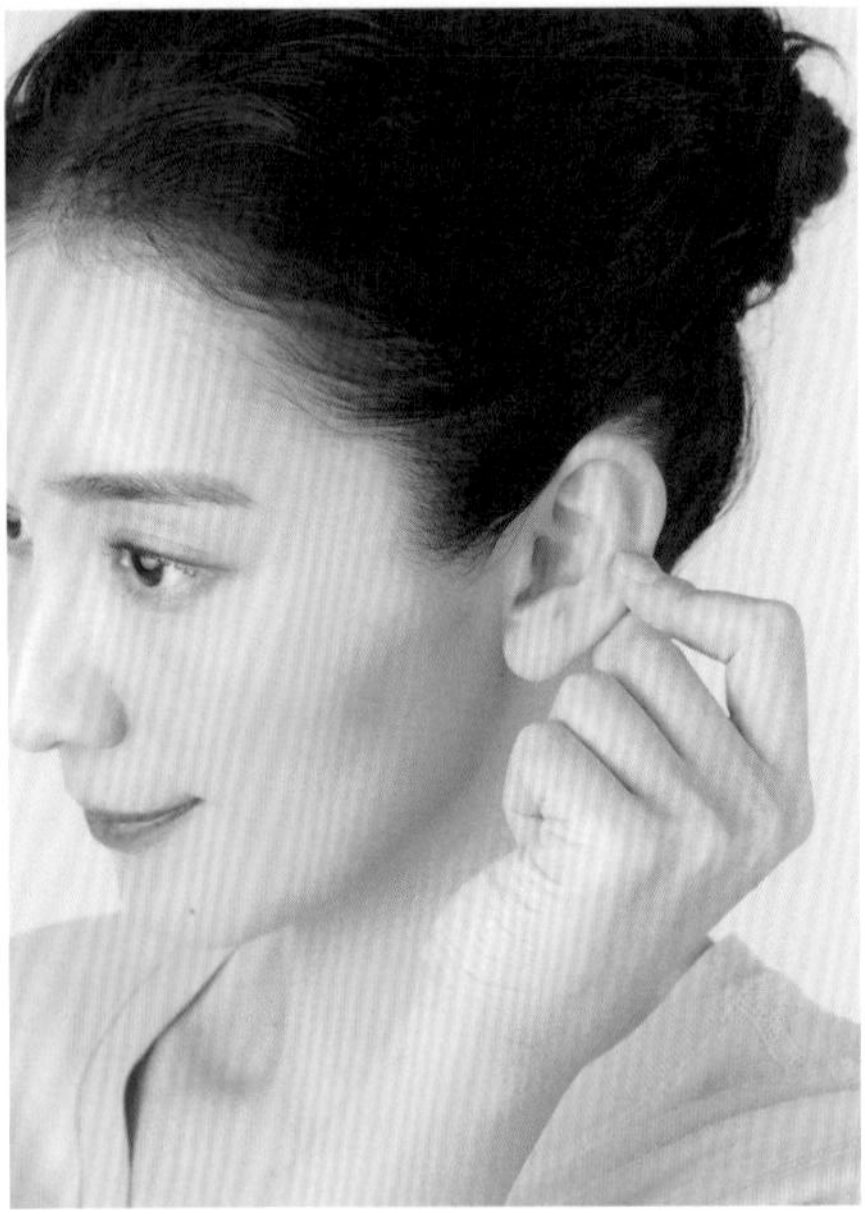

③ 耳の外側をほぐす

こんな症状に対応

首こり、手指の症状・腱鞘炎、
肩こり、腰痛、膝痛

人差し指で耳の上部を押さえ、親指は耳の裏側から支えて、**10回ずつ**もみほぐす施術です。P112で詳しく紹介します。

https://kdq.jp/KWTxw-3

④ 耳をたたんで回す

こんな症状に対応

自律神経を整える、高血圧、糖尿病、
冷え性、免疫力を高める

耳の上側に**人差し指**、耳たぶの下側に**親指**を添え、上下に半分に折りたたみ、そのまま前と後ろに**10回ずつ回す**施術です。P114で詳しく紹介します。

https://kdq.jp/KWTxw-4

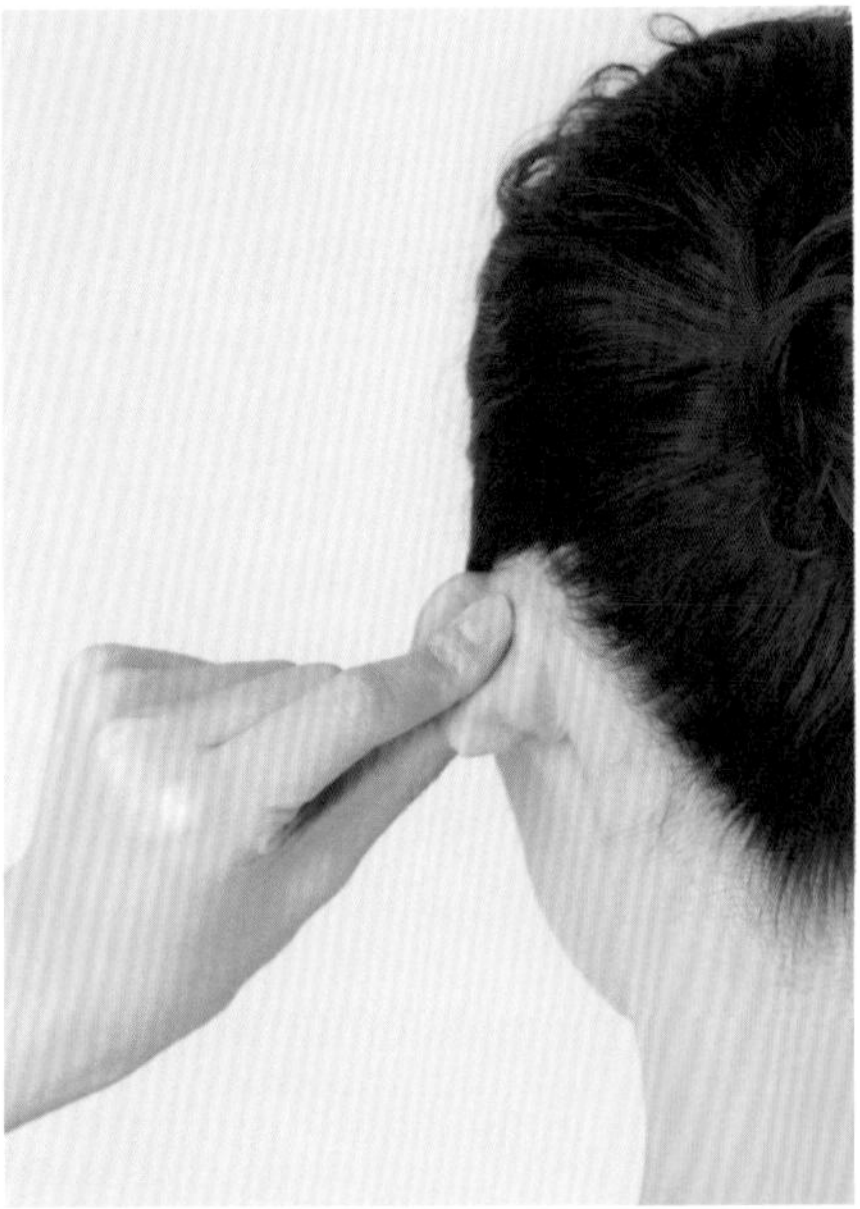

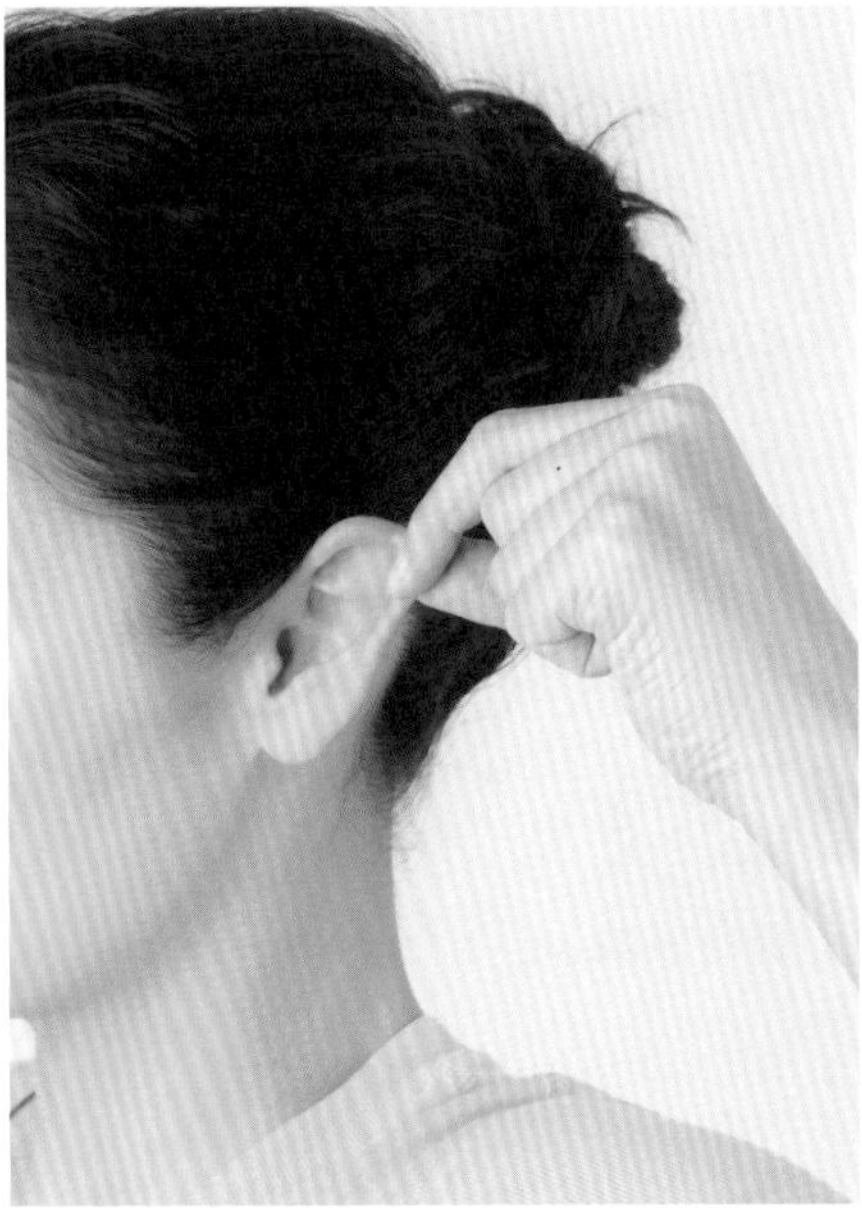

⑤ 耳をひっぱる

こんな症状に対応

薄毛、白髪、
リフトアップ・小顔、
むくみ、美肌

耳をひっぱる指は耳裏に添える親指以外、**自分のやりやすい指**を使って、最上部から耳たぶまで順番に**10秒間ずつ**ひっぱる施術です。P116で詳しく紹介します。

https://kdq.jp/KWTxw-5

⑥ 耳の全体をさする

こんな症状に対応

メンタル改善、ストレス解消、
リラックス効果、不眠

耳を**人差し指**、**中指**、**薬指**でおおい、手を上下に動かし耳をさする施術です。P120で詳しく紹介します。

https://kdq.jp/KWTxw-6

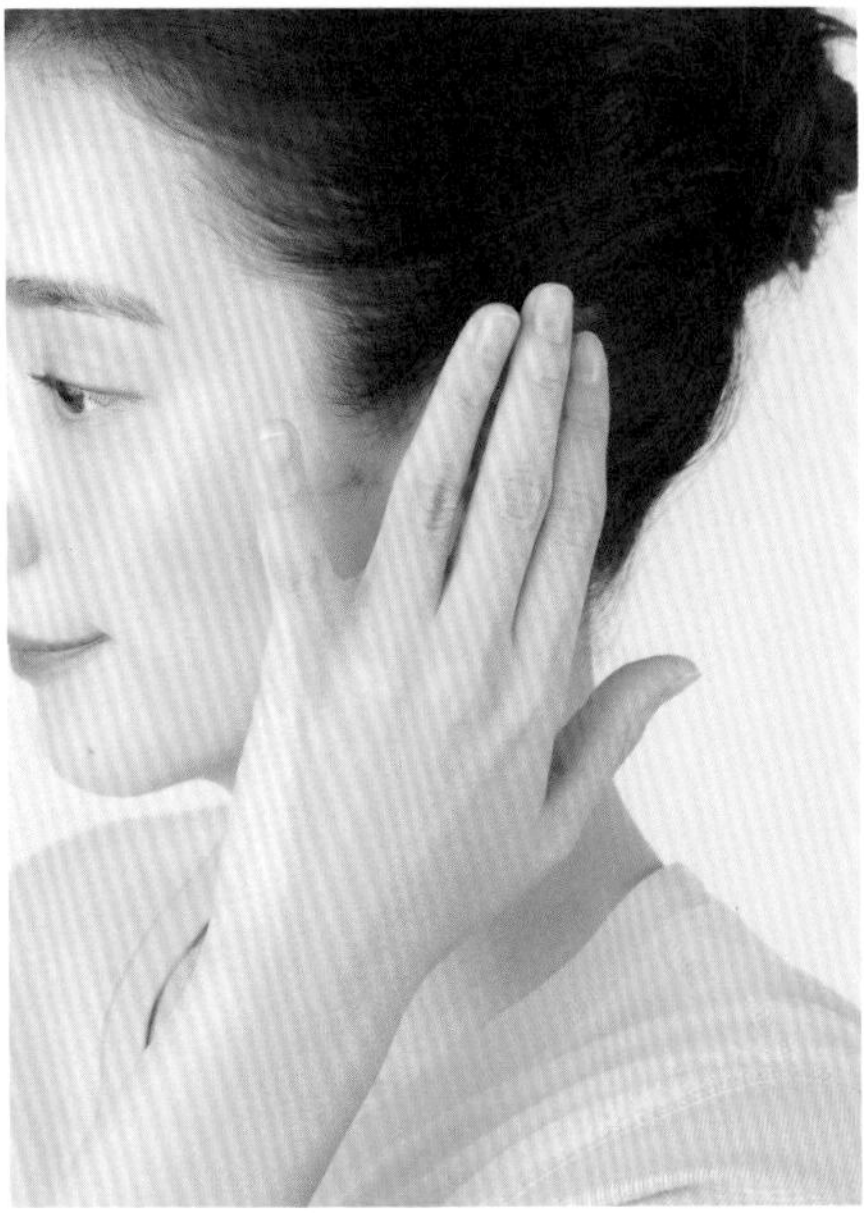

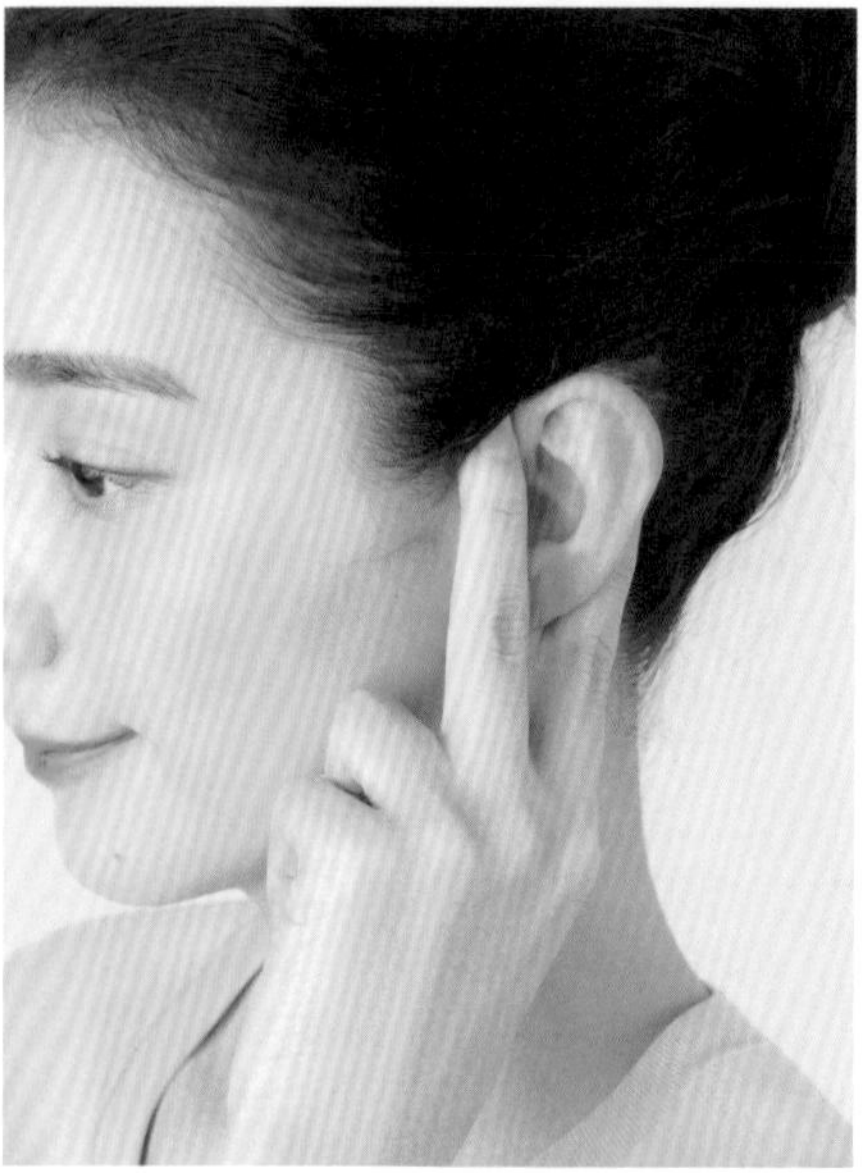

⑦耳のつけ根をさする

こんな症状に対応

むくみ、リフトアップ・小顔

人差し指と中指でチョキの形を作り、耳を挟んだ状態でフェイスラインに沿って指を上下に**10回**さする施術です。P122で詳しく紹介します。

https://kdq.jp/KWTxw-7

施術のときの注意事項

ココに気をつけて行いましょう。

- 耳に傷があるときは、完治してから行います。
- 耳たぶをもんだり、ほぐしたりする指は自分のやりやすい指で行います。
- 施術の際、痛いと感じたときは無理をせずに、気持ちのよい強さで刺激します。
- 耳ツボを刺激する強さは自分で加減するようにします。
- 頭痛や腹痛など体に痛みがある場合は、体調を考えて無理をせずに行います。
- 耳をさする施術のときは、耳をゴシゴシしすぎないように力の入れすぎに注意します。
- 耳の病気や体に持病がある人は医師に相談してから施術を行いましょう。

耳ツボ便利グッズ

耳ツボを指先でねらう方法のほかに、さらにピンポイントでツボを刺激したい人におすすめなのが「**耳スティック**」です。また、ツボの目印として使用する「**耳ツボシール**」も一緒に使えば、ねらいたいツボを正確に把握できます。

耳スティック

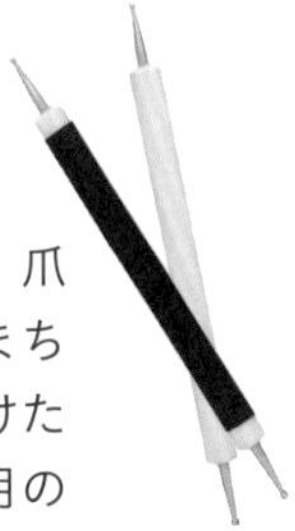

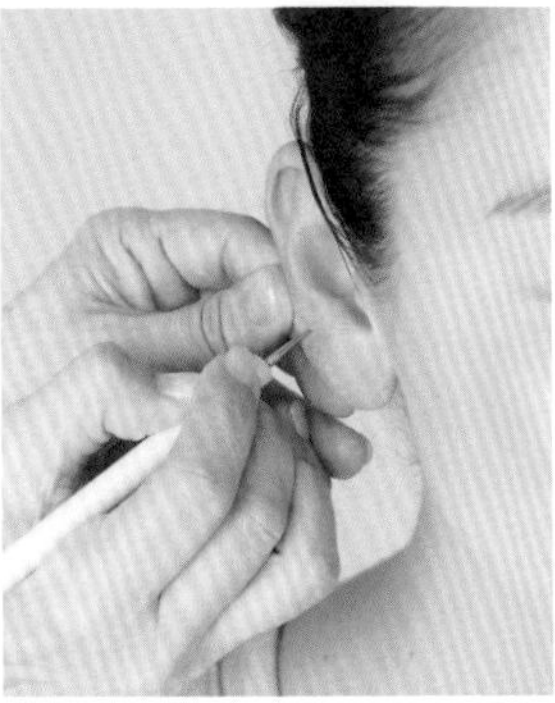

耳ツボを押すとき、先の丸い鉛筆や、爪楊枝などで代用する人もいますが、まちがって耳穴に入ったり、皮膚を傷つけたりする恐れがあります。耳ツボ専用の「耳スティック」は、先が球状になっていて、耳ツボを的確にねらって刺激することができます。耳ツボの施術に慣れた上級者向けのグッズです。

https:///mimiao388.stores.jp.

耳ツボシール

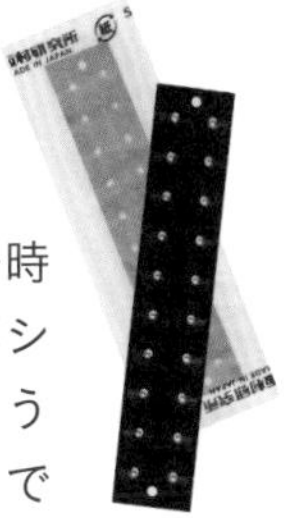

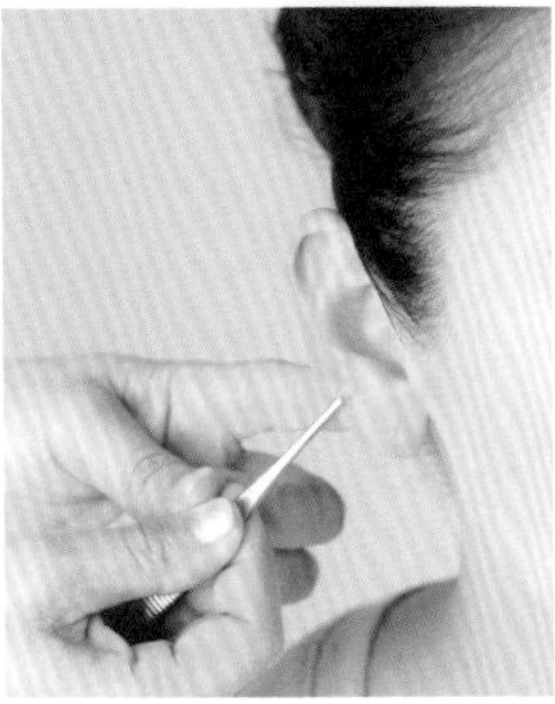

耳ツボの目印として使用し、ツボを一時的に押さえる効果があります。耳ツボシールは、特殊金属粒子を円形のばんそうこうに固定したもの。ツボに貼ることで鍼灸と同様の作用があるといわれています。耳ツボシールを貼って効果が持続するのは2日ほどで、貼り替える必要があります。マグレインN金粒／阪村研究所

① 耳たぶをもむ

こんな症状に対応

疲れ目、歯痛、顎関節（食いしばり）、頭痛、
耳鳴り、難聴、めまい、のどの不調・せき

ポイント

- 耳たぶを人差し指と親指でつまみ、こりをほぐすようにもみます。残りの指は握っていても開いていてもどちらでもよいです。
- 人差し指と親指の先端や、指の第一関節など、自分のやりやすい指を使って行います。

目安

1か所につき10回もみほぐす

1

人差し指は耳たぶの中心を押さえ、親指は耳たぶの裏側から支えて10回もみほぐします。

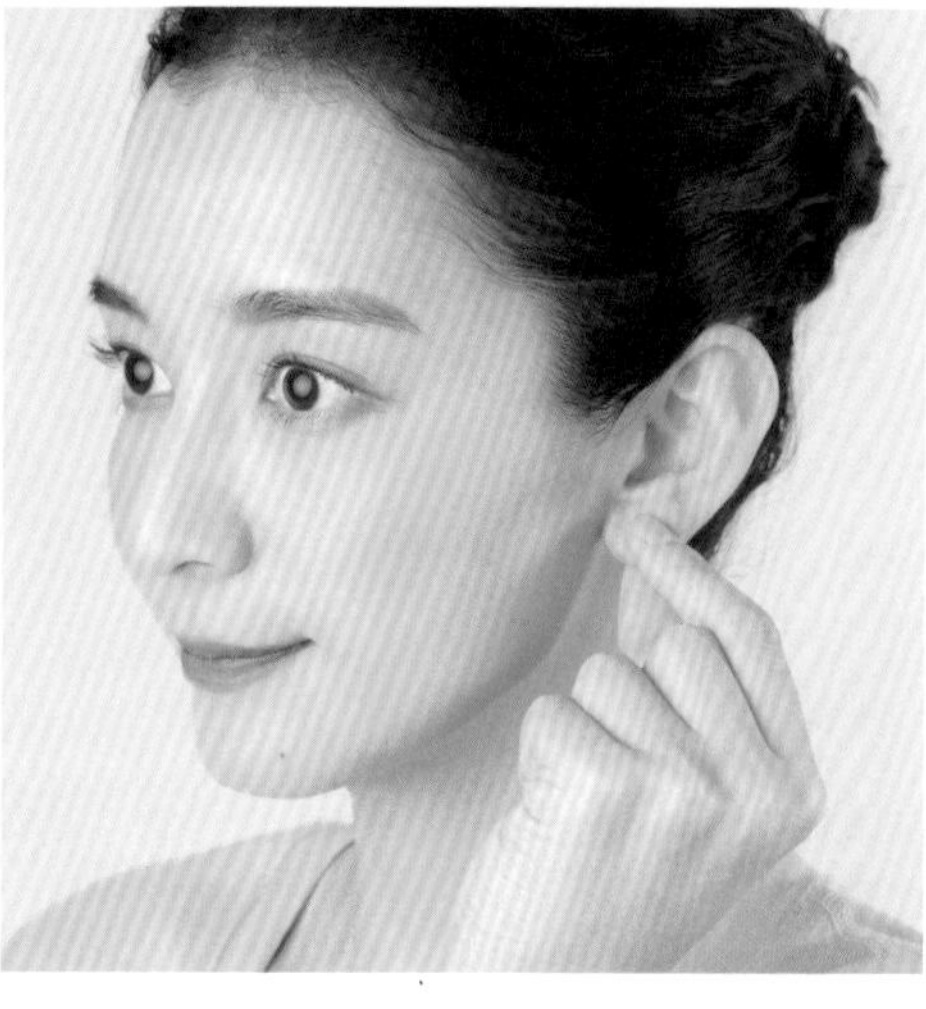

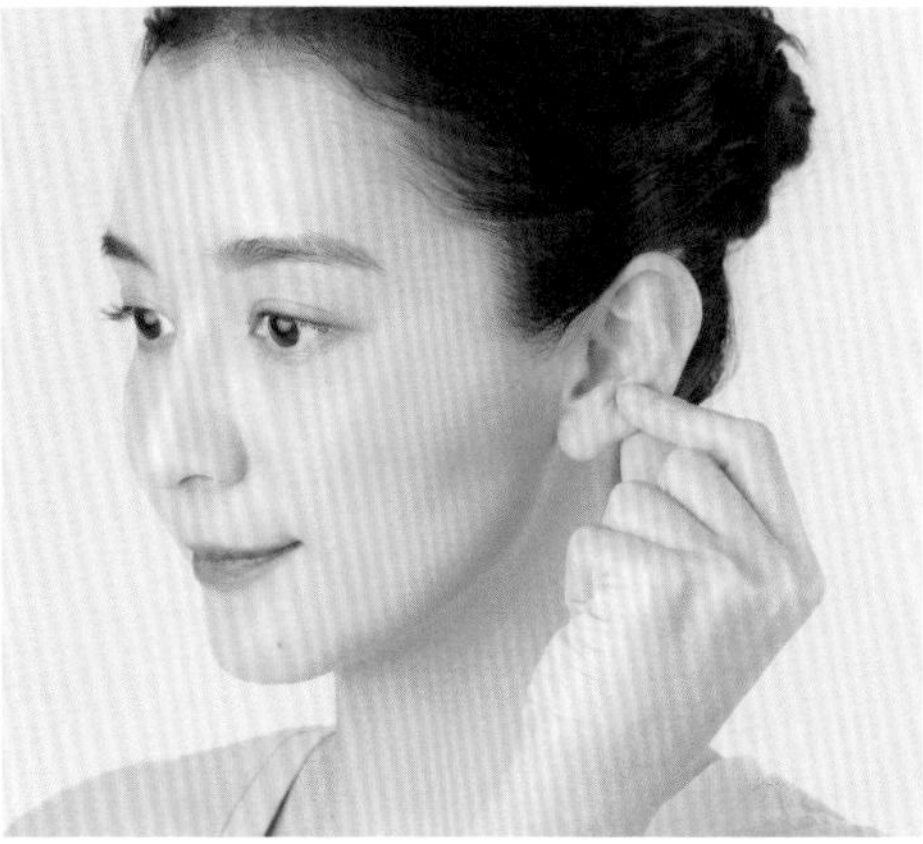

2

人差し指は耳たぶの外側を押さえ、親指は耳たぶの裏側から支えて10回もみほぐします。

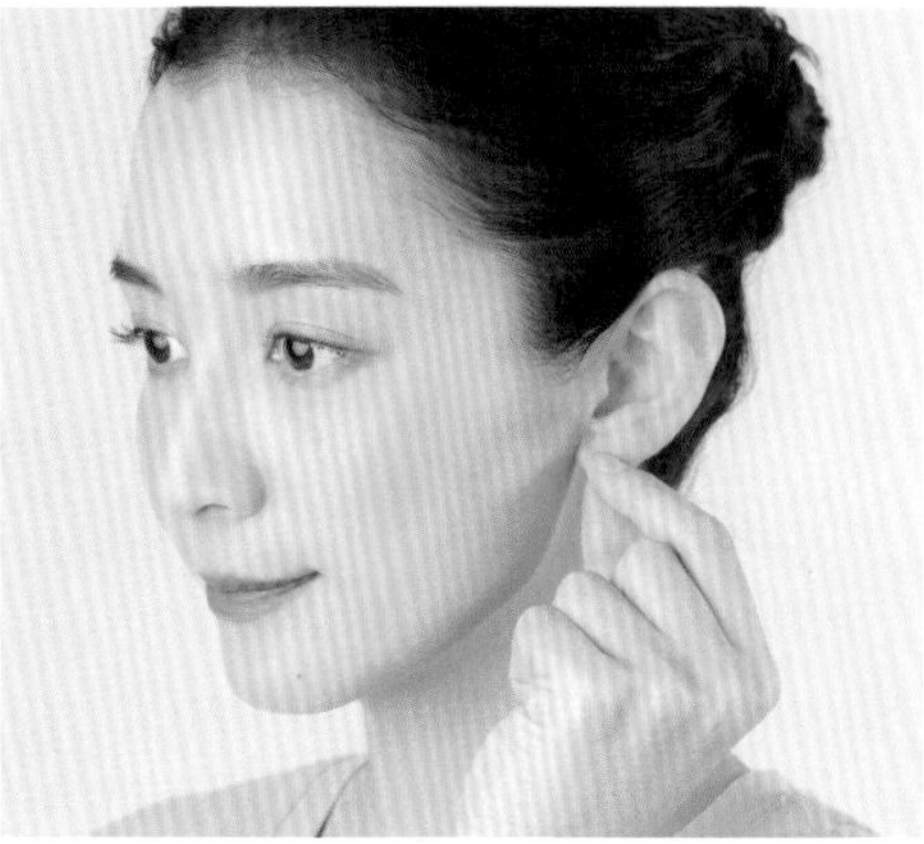

3

人差し指は耳たぶの下のふちを押さえ、親指は耳たぶの裏側から支えて10回もみほぐします。

こんなやり方も

指ではさんだツボのポイントを上下に動かしたり、小さな円を描いたりして、こりをもみほぐすように指を動かしてもいいでしょう。

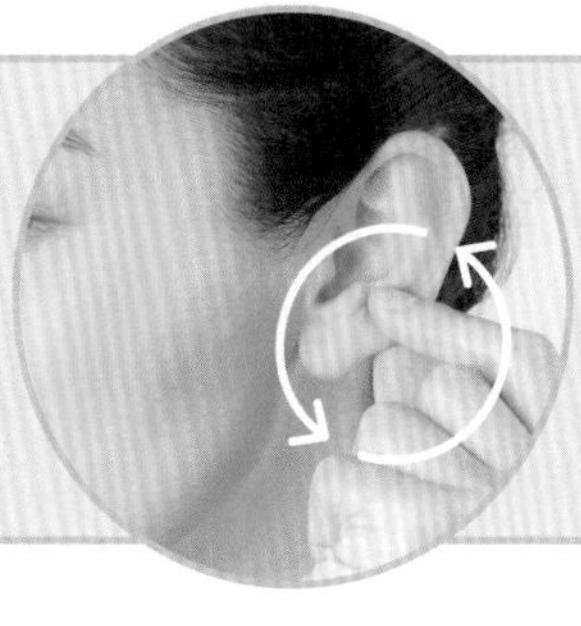

② 耳の内側を押す

こんな症状に対応

胃もたれ、食べ過ぎ、アレルギー、鼻炎、便秘、生理痛、更年期、前立腺、頻尿、認知症、二日酔い

ポイント

- 耳の穴の下に人差し指を添えて押し下げたときに、痛いと感じることがあるので、無理をせず、気持ちのよい強さで刺激します。

目安

1か所につき10秒間または10回行う

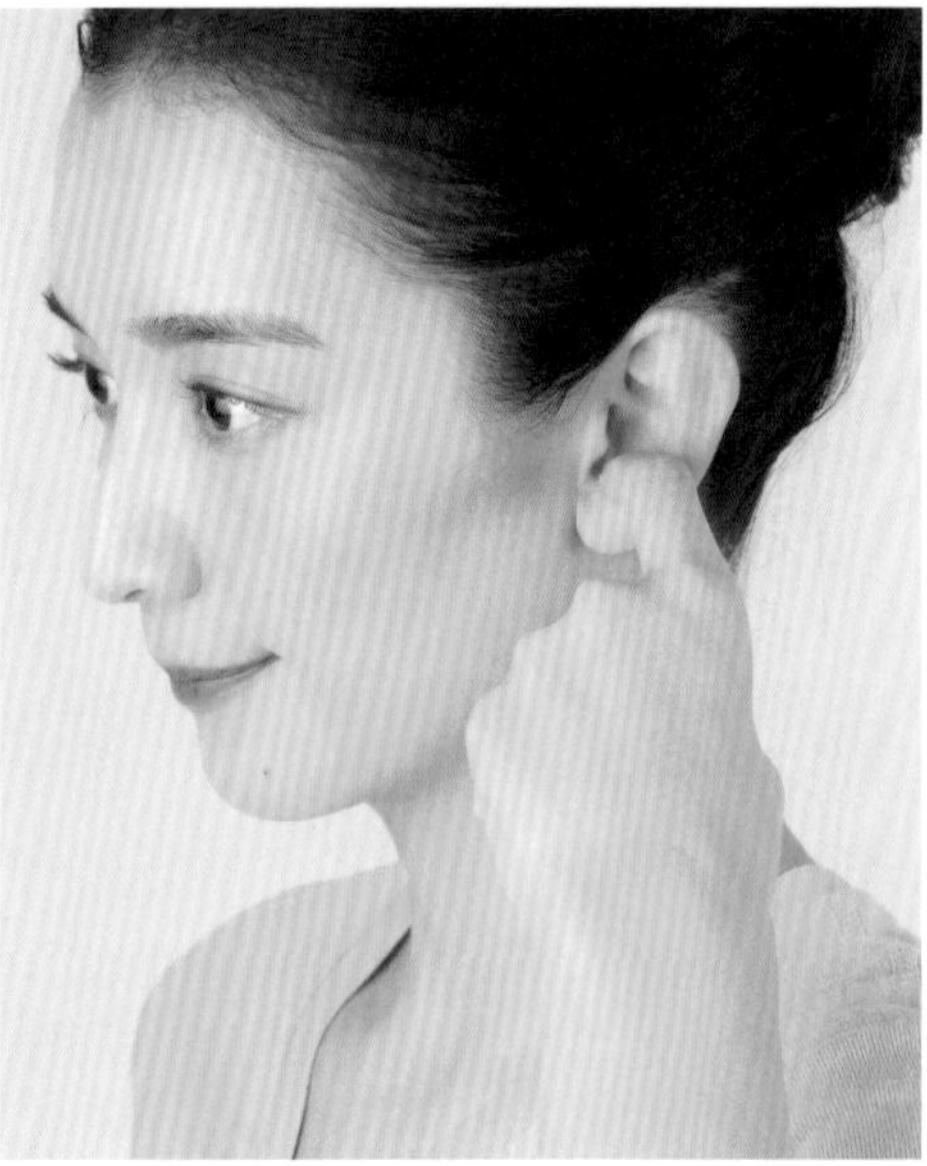

1

耳穴の下の部分に人差し指を添えて、10秒間押さえます。

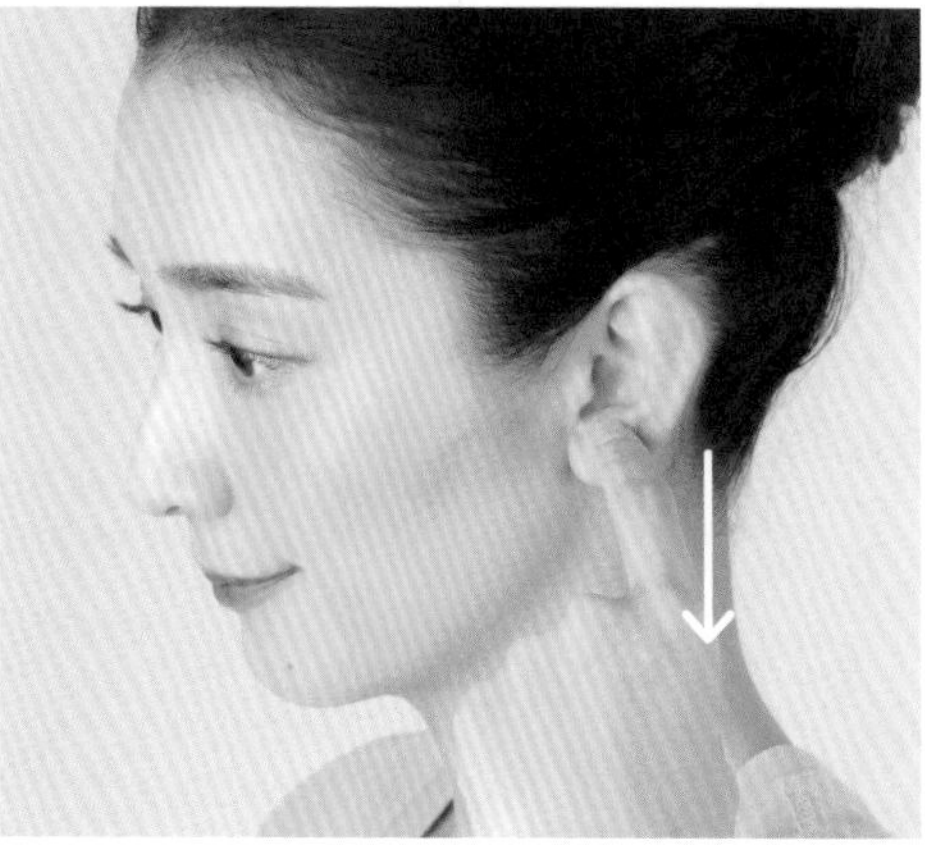

2

耳穴の下の部分に人差し指を添えたまま、下方向に10回下げます。

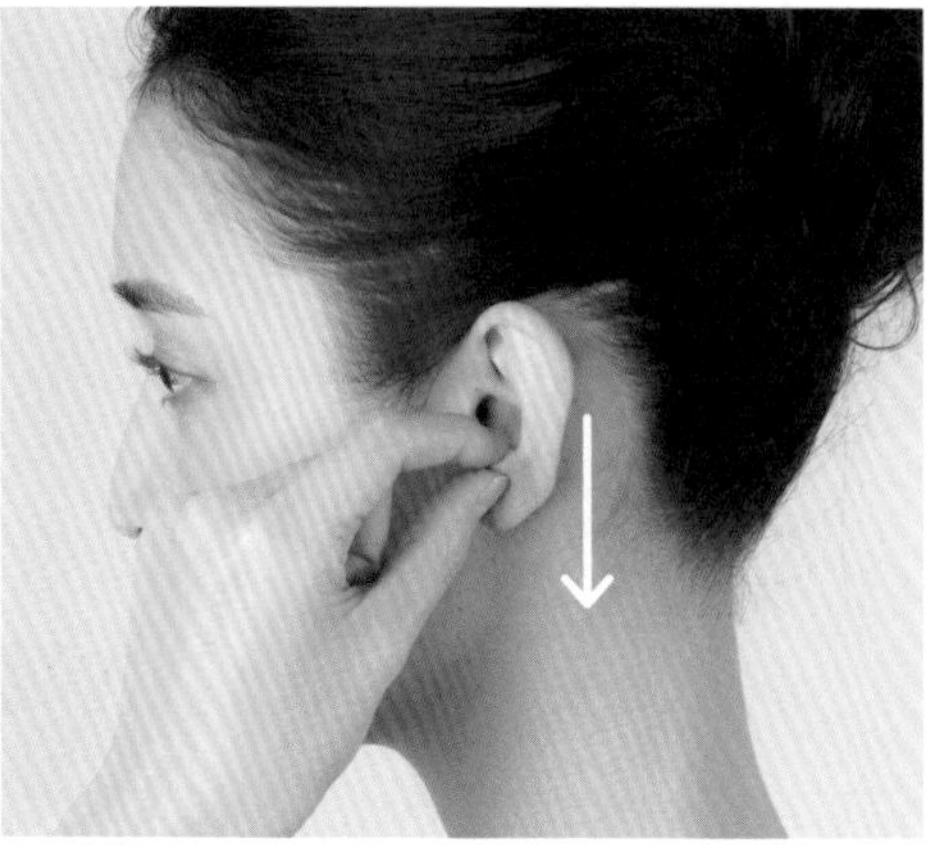

3

耳穴の下の部分を親指で下からささえて10秒間押し下げます。

こんなやり方も

耳穴を押すだけではなく人差し指と親指で挟んだポイントを上下に動かしたり、小さな円を描いたりして、こりをもみほぐして、刺激する方法もあります。

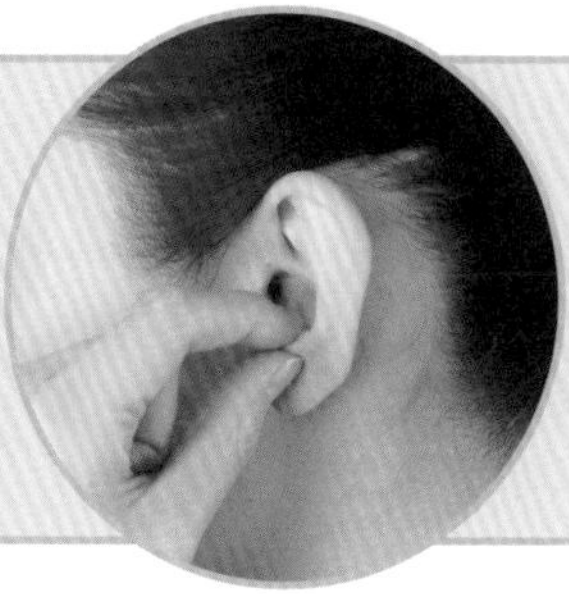

③ 耳の外側をほぐす

こんな症状に対応

首こり、肩こり、手指の症状・腱鞘炎、腰痛、膝痛

ポイント

- 親指はツボのポイント、人差し指は耳の裏を押さえて、こりをほぐすイメージでもみほぐします。
- 効果を出したいと思ったら、あえて痛いのを我慢して回数を増やしてもいいかもしれません。
- ツボを刺激する強さは無理をせずに、自分で加減しましょう。

目安

10回ずつ行う

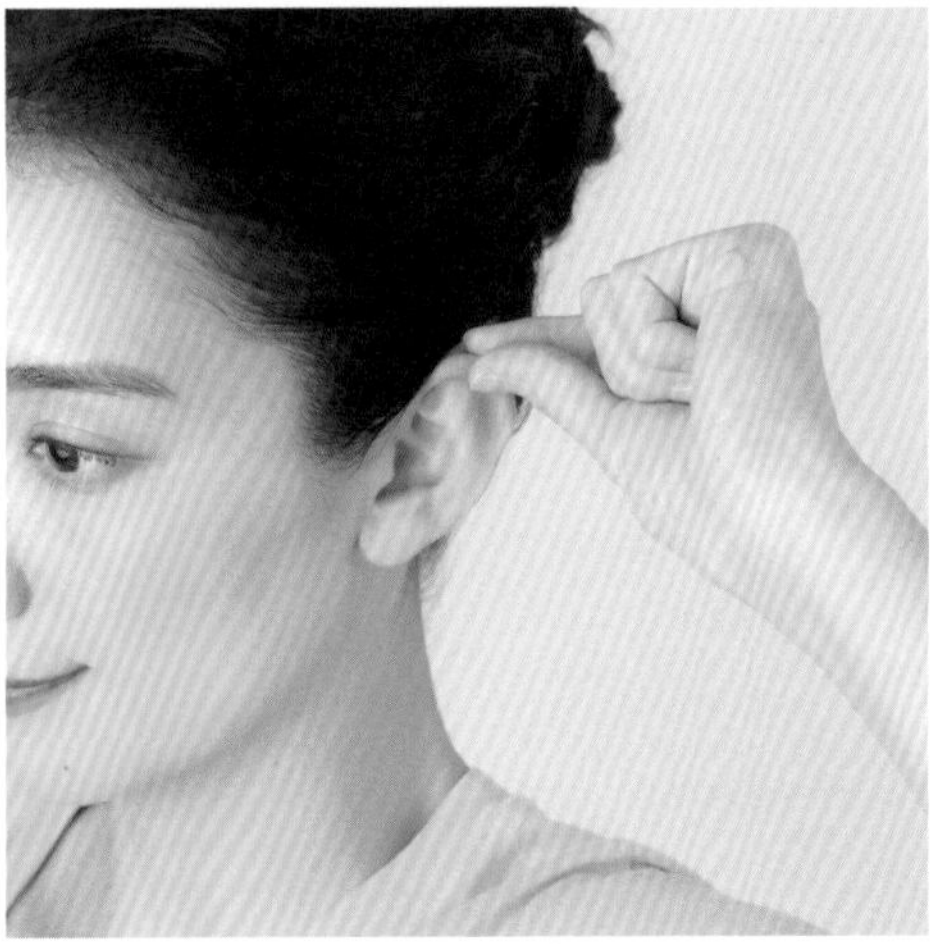

1

親指で耳の最上部を押さえ、人差し指は耳の裏側から支えて、10回もみほぐします。

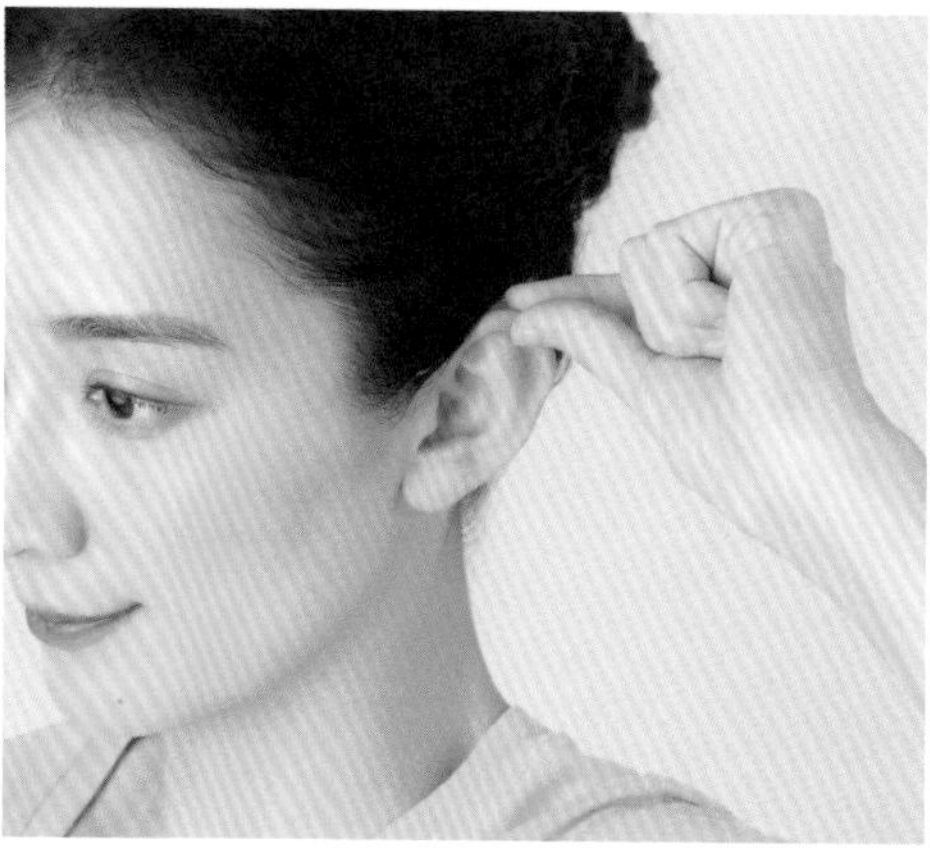

2

親指で耳の上部を押さえ、人差し指は耳の裏側から支えて、10回もみほぐします。

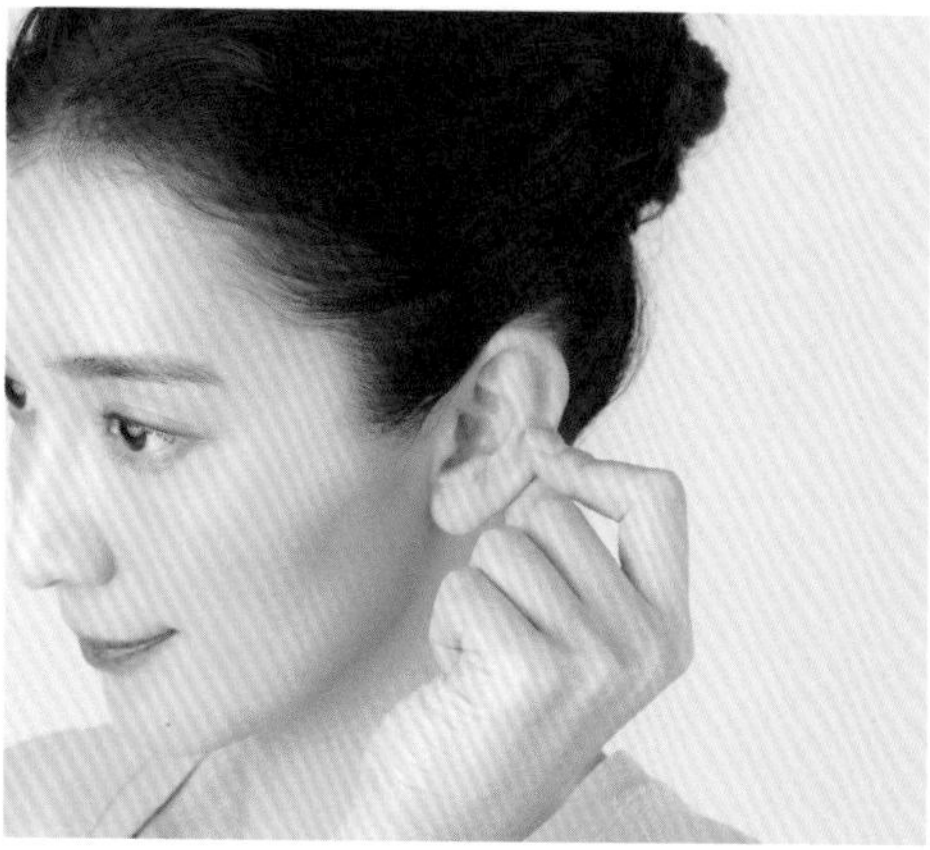

3

人差し指で耳の真ん中のふちを押さえ、親指は耳の裏側から支えて、10回もみほぐします。

こんなやり方も

指ではさんだポイントを上下に動かしたり、小さな円を描いたりして、こりをもみほぐすように動かしてもいいでしょう。

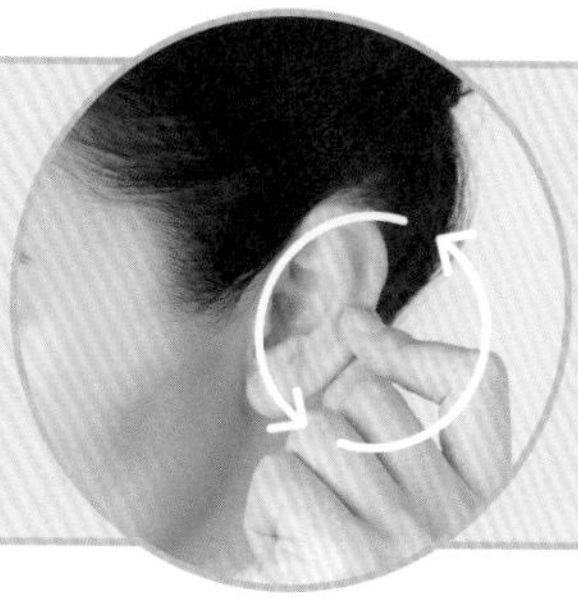

④ 耳をたたんで回す

こんな症状に対応

自律神経が乱れている、高血圧、糖尿病、冷え性、
免疫力を高める

ポイント

- 耳を折りたたむときに痛みを伴うことがあるため、自分で可能なところまでにします。
- 耳を折りたたむ位置は可能なところでたたみ、前回し、後ろ回しをします。
- 無理をせずに、自分のできる範囲で行いましょう。

目安

前回し10回、後ろ回し10回

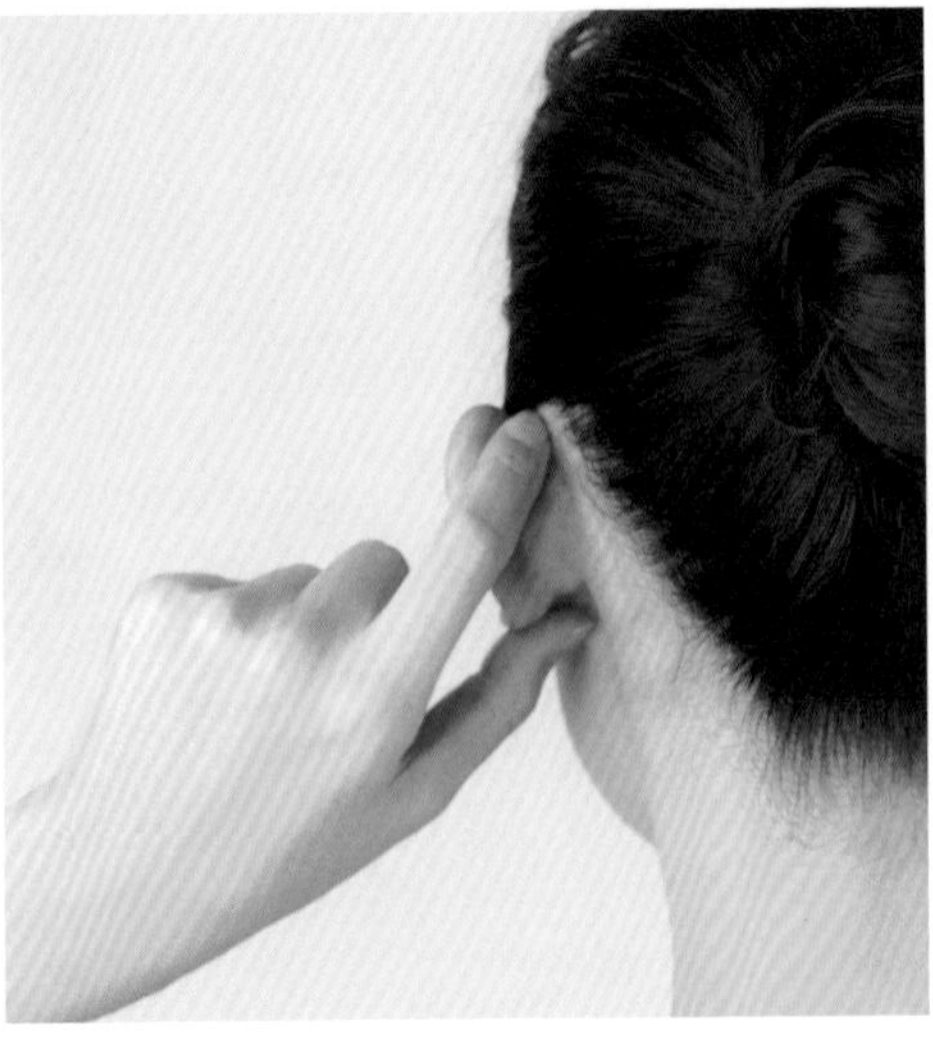

1

耳の上側に人差し指、耳たぶの下側に親指を添えます。

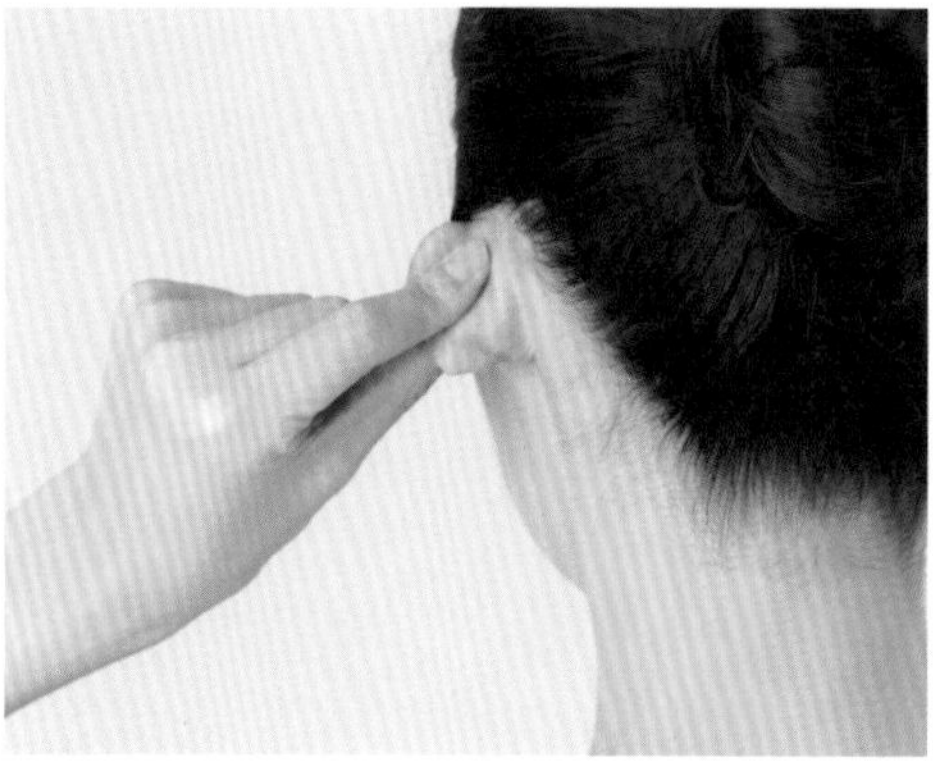

2

1の状態から耳を上下に半分に折りたたみます。

3

そのまま前に10回回します。

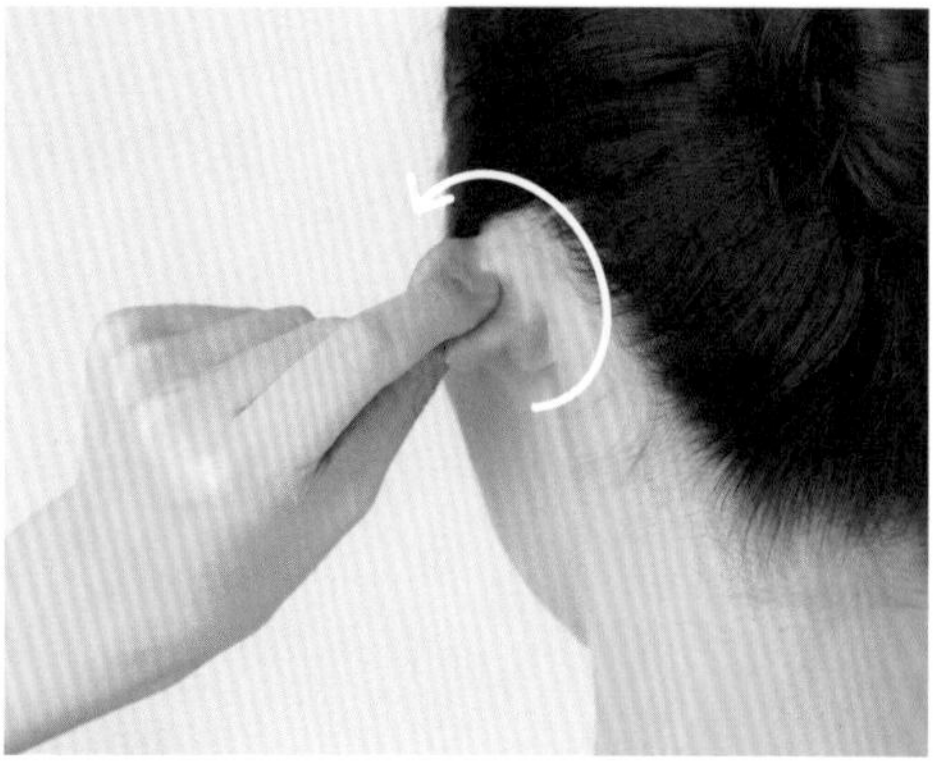

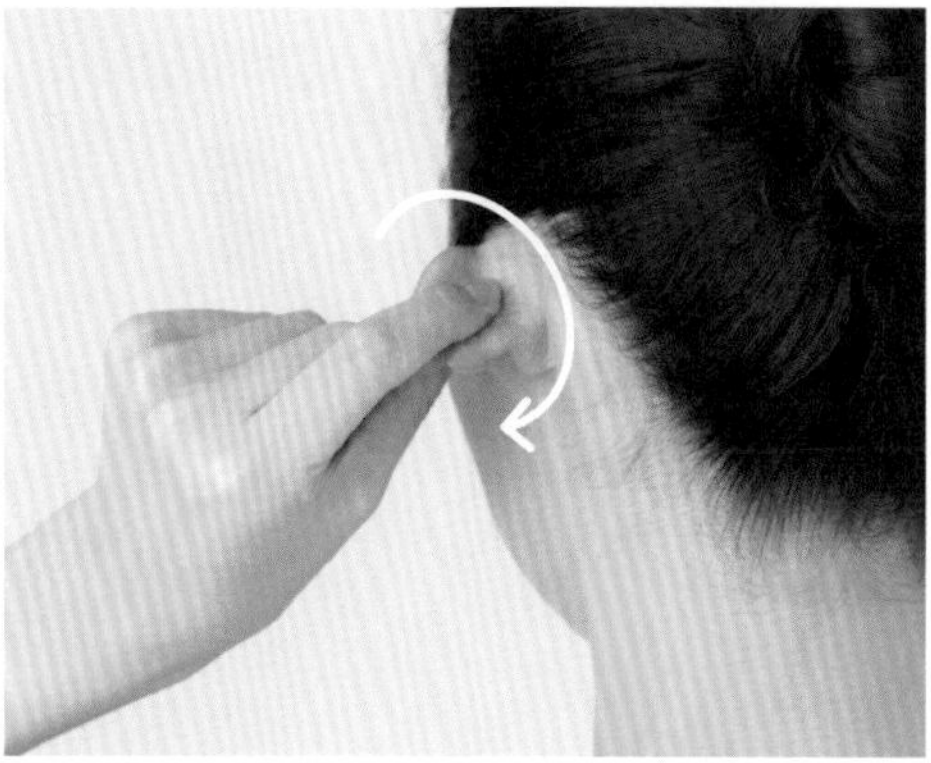

4

そのまま後ろに10回回します。

⑤ 耳をひっぱる

こんな症状に対応

薄毛、白髪、リフトアップ・小顔、むくみ、美肌

ポイント

- 耳をひっぱる指は、耳裏に添える親指以外は、自分のやりやすい指で行います。
- 耳をひっぱるときは、自分で強さや力加減を調整します。
- 耳の皮膚が乾燥していると、力加減が強すぎて肌を痛めることもあるので、無理をせずに行います。

目安

10秒間ずつ行う

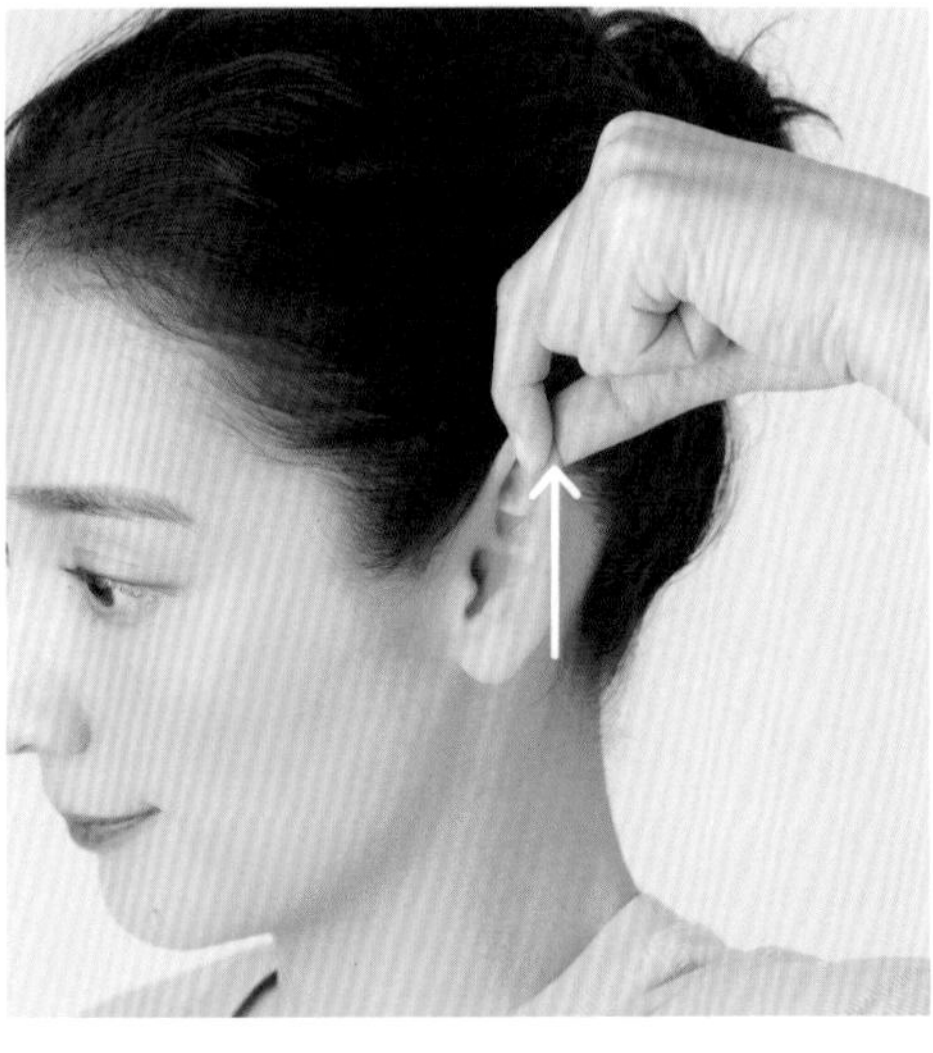

1

耳の最上部をつまみ上に10秒間ひっぱります。

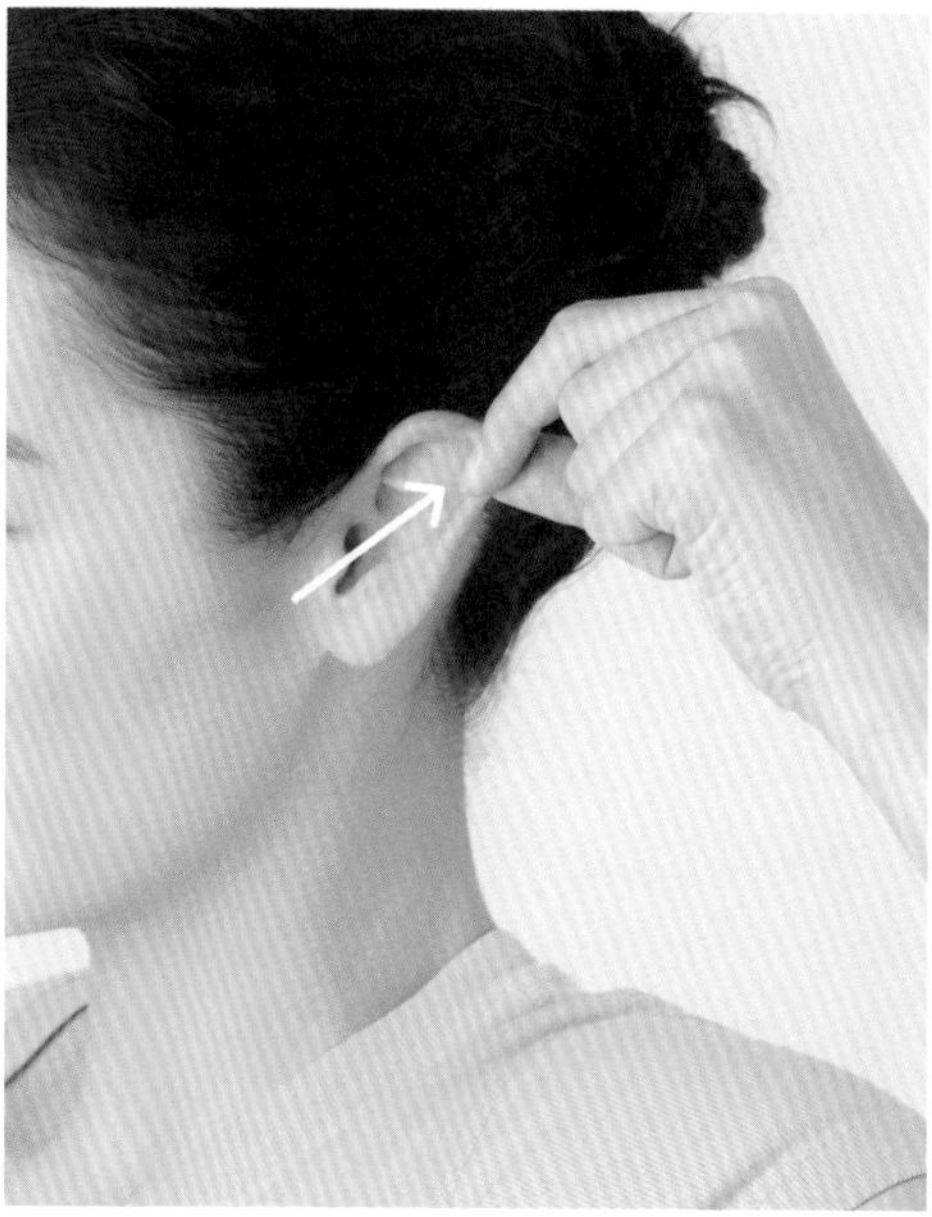

2

耳の上部をつまみ斜め上に
10秒間ひっぱります。

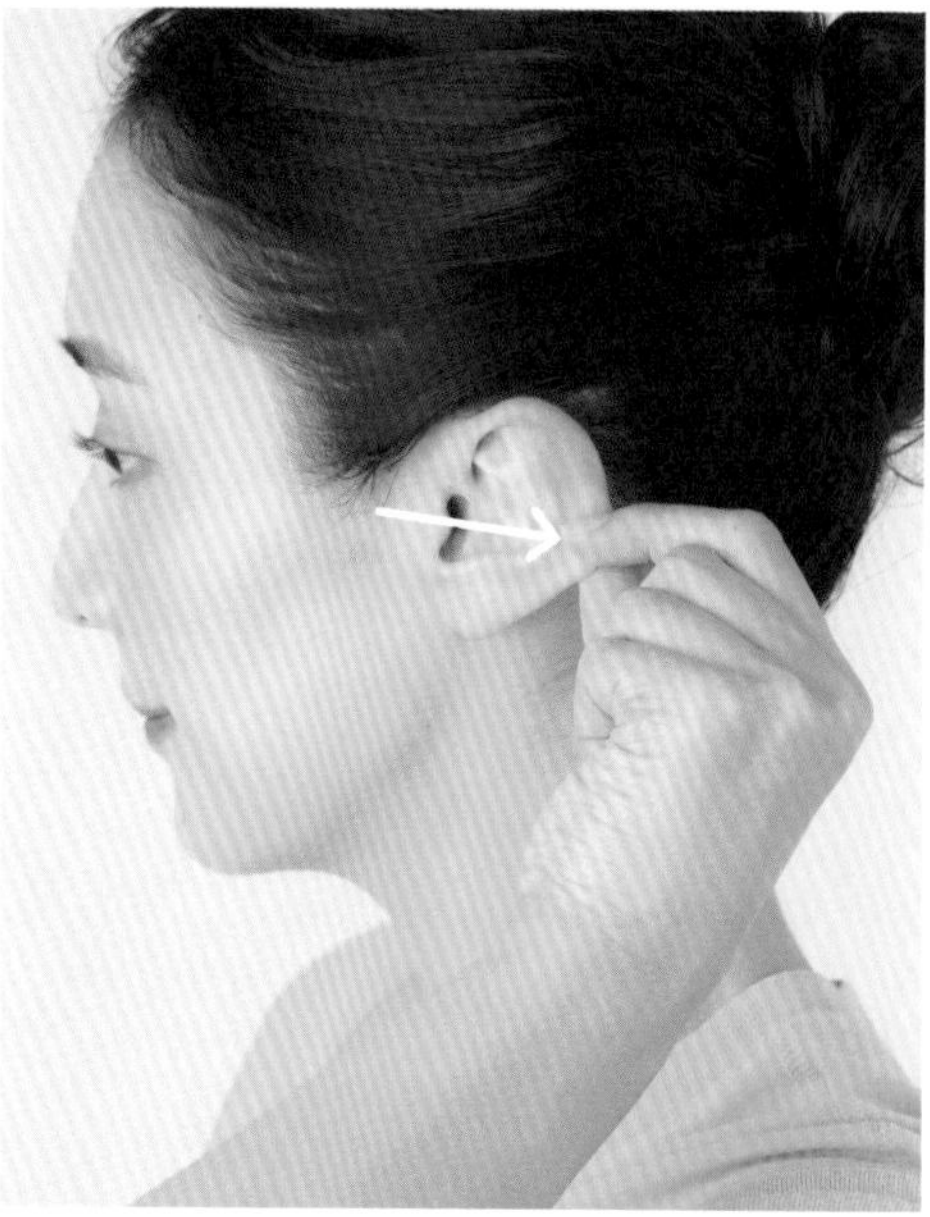

3

耳の真ん中のふちをつまみ
横に10秒間ひっぱります。

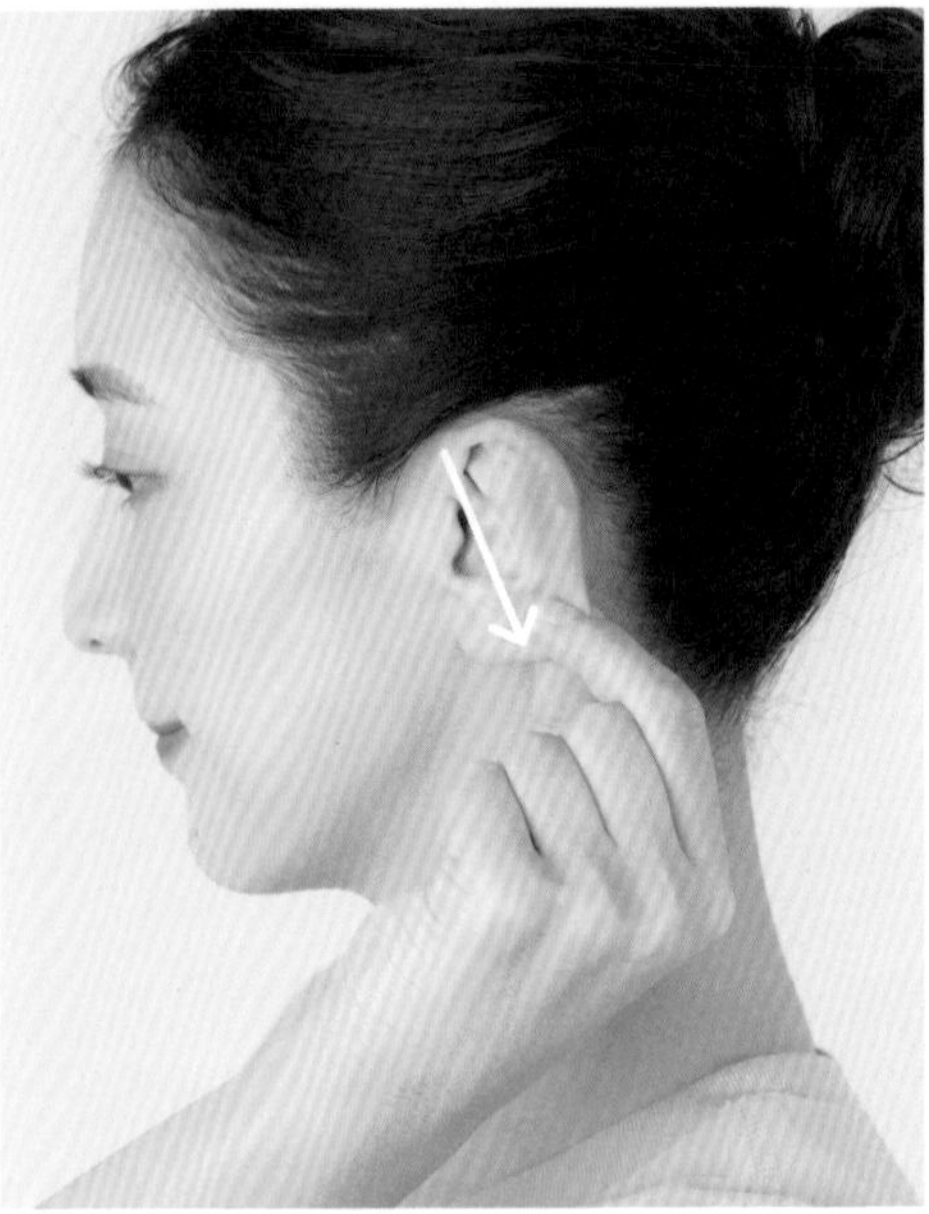

4

耳たぶのふちをつまみ斜め下方向に、10秒間ひっぱります。

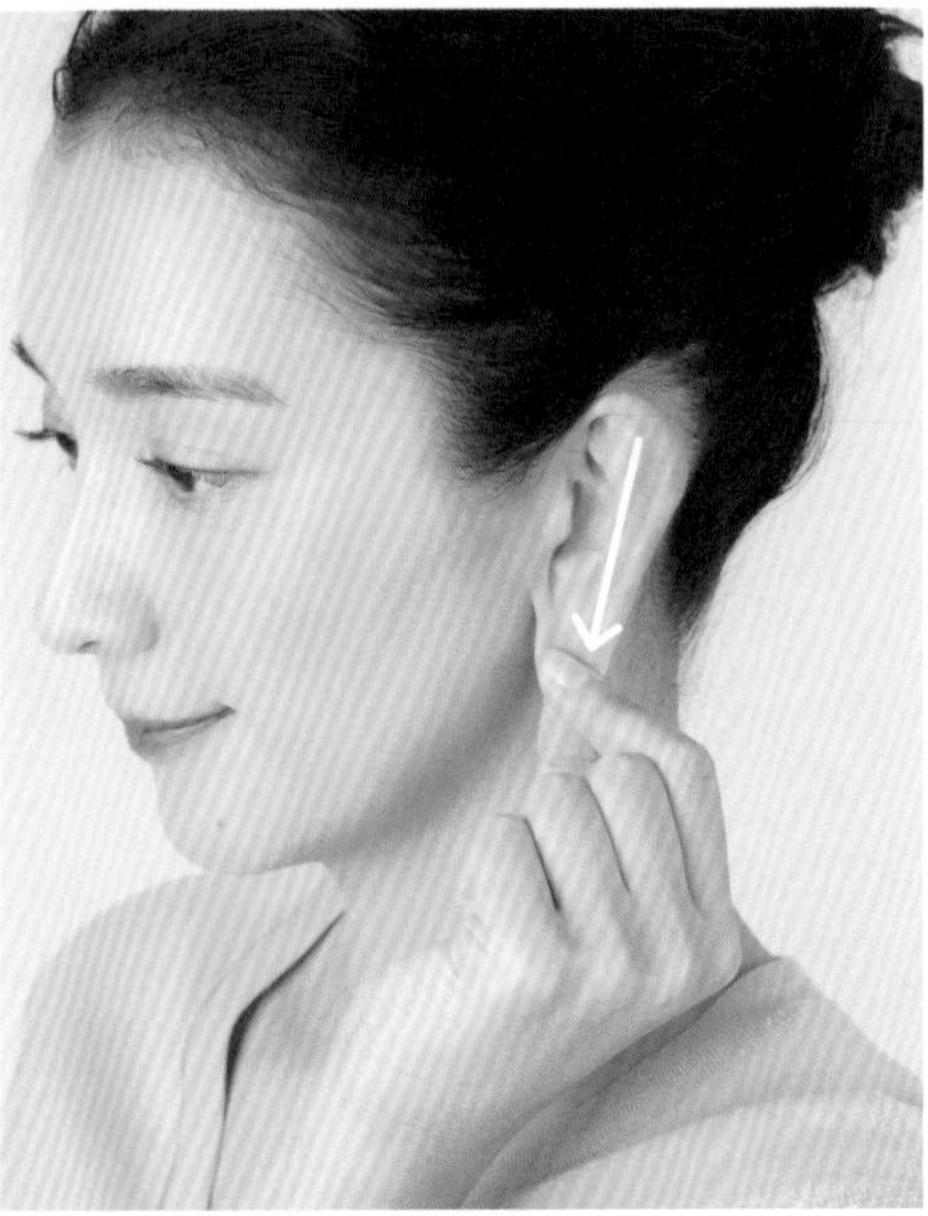

5

耳たぶをつまみ下方向に、10秒間ひっぱります。

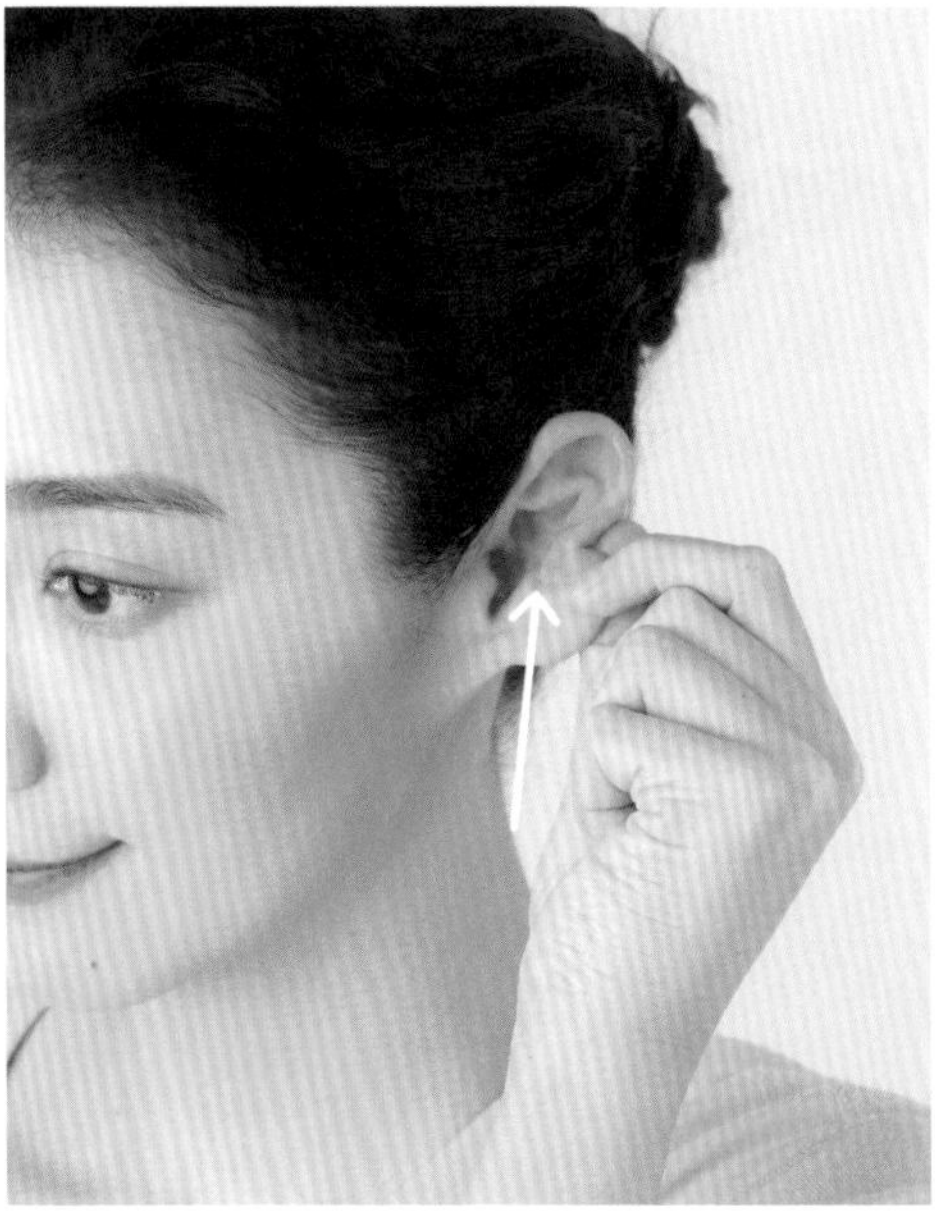

6

耳たぶをつまみ下から持ち上げるように、10秒間上にひっぱります。

耳をひっぱる力を加減

耳の皮膚が乾燥しているときなど、皮膚が切れやすくなります。あまり強くひっぱらないように、皮膚の状態をみながら施術を行いましょう。

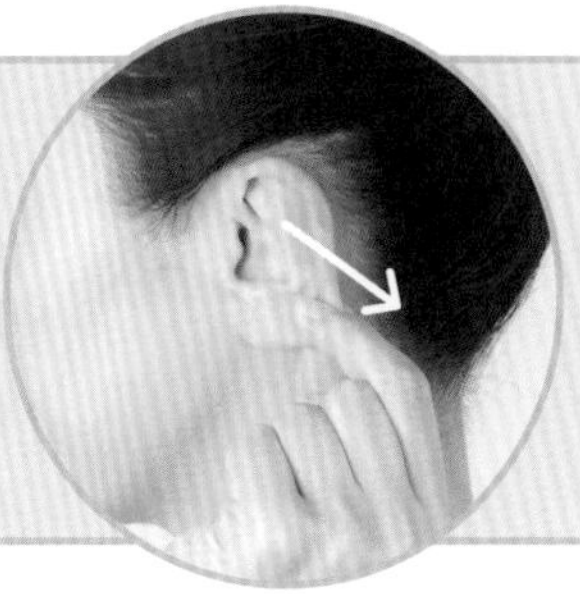

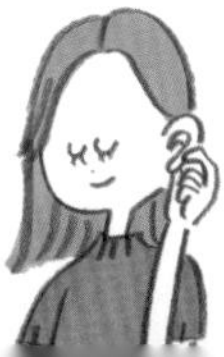

⑥ 耳の全体をさする

こんな症状に対応

メンタル改善、ストレス解消、リラックス効果、不眠

ポイント

- 耳を人差し指、中指、薬指でおおい、手を上下に動かします。
- 耳を強くゴシゴシこすらないようにします。
- 耳をやさしくゆっくりとさすり、リラックスできるようにします。

目安

10往復

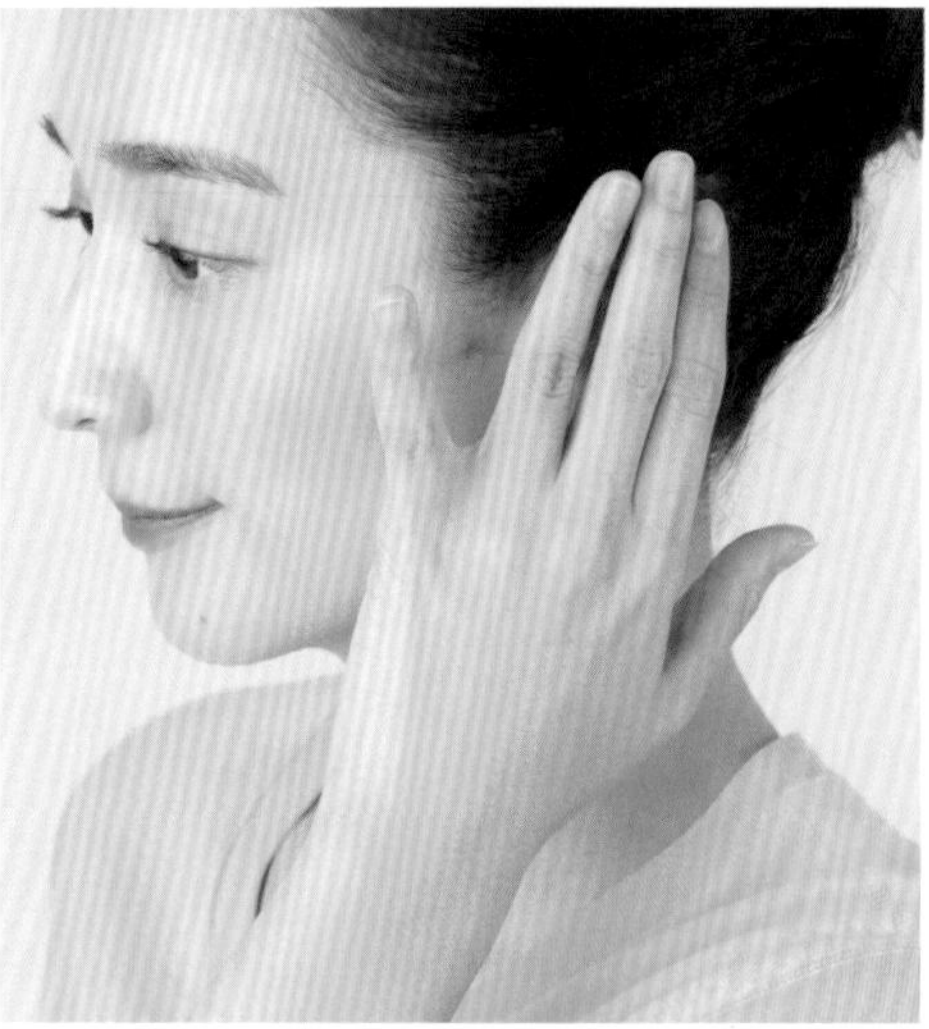

1

耳を人差し指、中指、薬指の3本の指でおおいます。

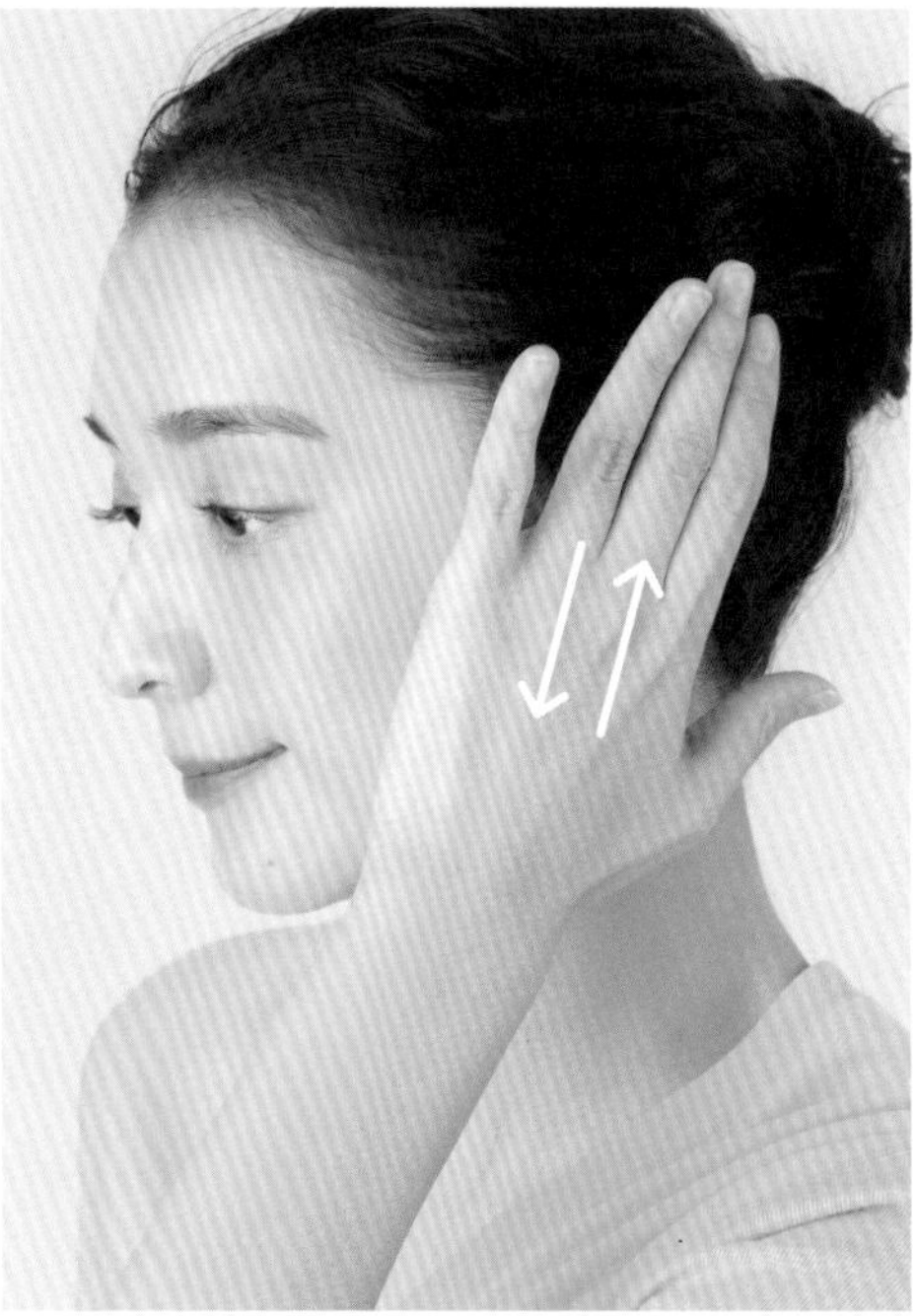

2

耳を人差し指、中指、薬指の3本の指で上下に10回さすります。

こすり方に注意する

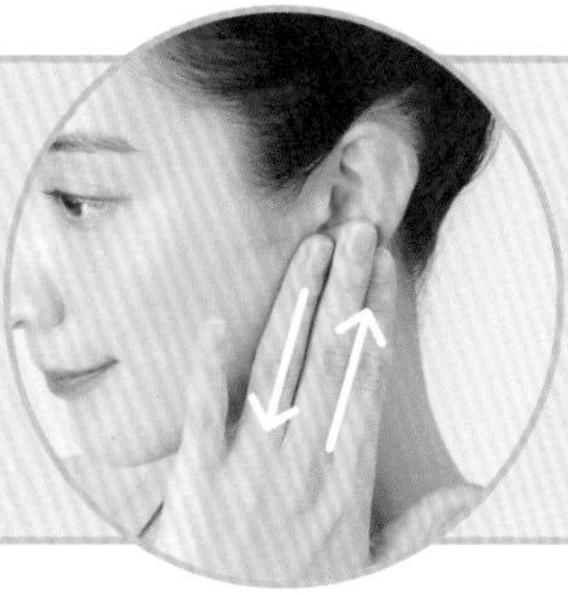

耳をさするときに力を入れすぎて、あまり強くゴシゴシこすらないように注意します。

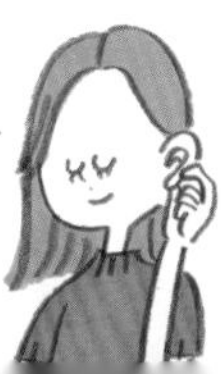

⑦ 耳のつけ根をさする

こんな症状に対応

むくみ、リフトアップ・小顔

ポイント

- リンパを流れをよくするために血液の流れをよくします。
- 耳の横をさすることで、顔のむくみが取れて、リフトアップ効果が期待できます。

目安

10往復

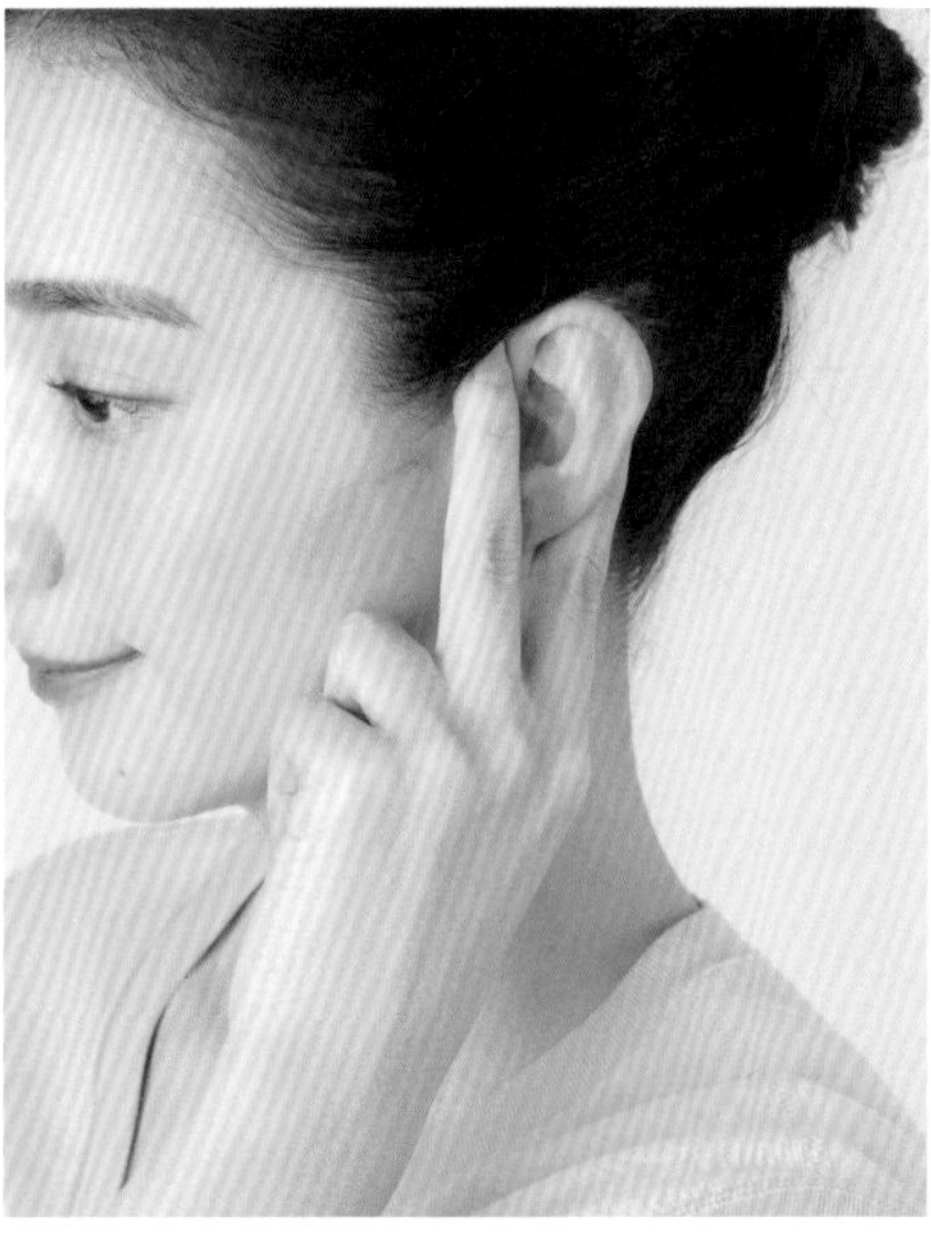

1

人差し指と中指をチョキの形にして耳のつけ根を挟みます。

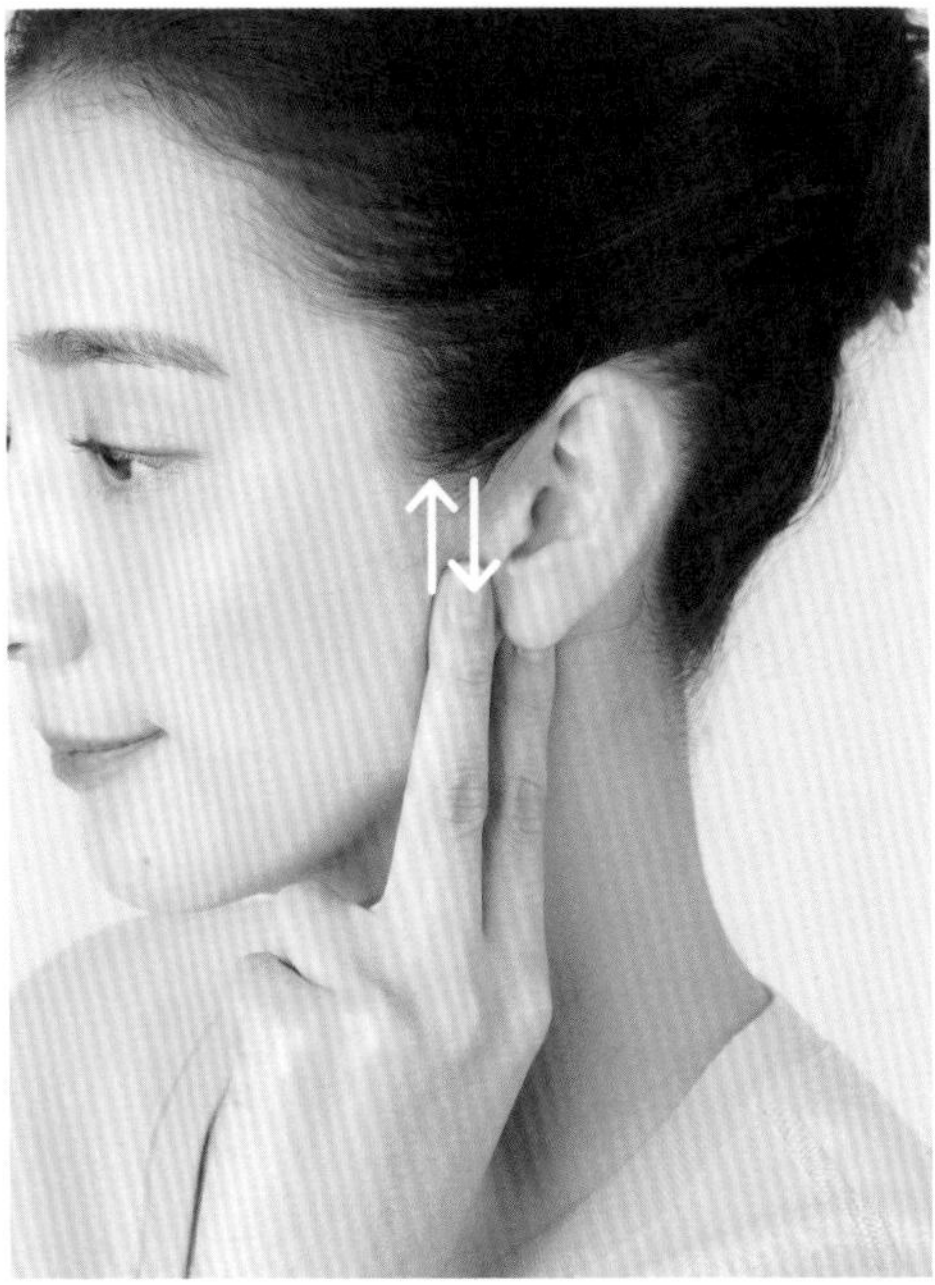

2

耳を挟んだ状態でフェイスラインに沿って指を上下に10回さすります。

たった5分で、むくみが取れて小顔に

リンパや血液の流れがよくなり顔のむくみが取れます。
1〜7までの施術を行うと、よりむくみが取れたことが実感できます。

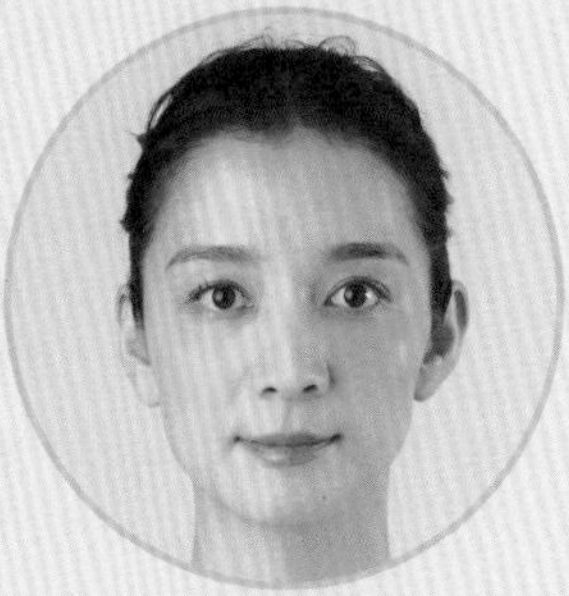

施術前

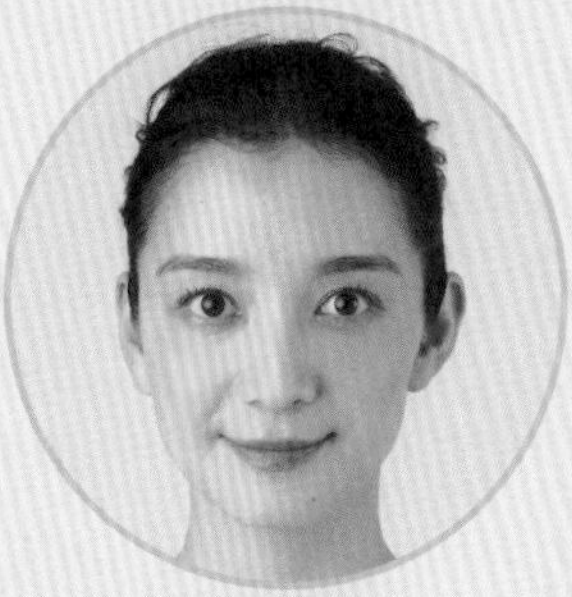

施術後

column3

私の好きな耳の形

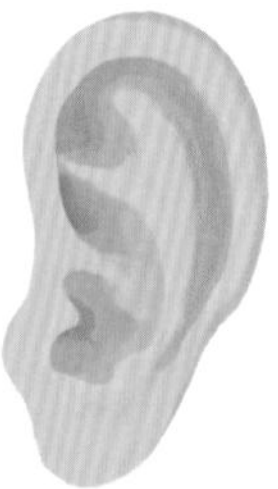

私は人と会っていてもテレビを見ていても、耳が気になり耳ばかり見ています。耳の形は一人ひとり異なり、見ていて飽きませんし、興味深いと感じています。

よく**「福耳」**といって、耳たぶが大きく厚みのある人は幸運や富に恵まれるといわれています。お金持ちの人は本当に福耳が多いです。人相学的には**耳たぶの大きさが人脈の広さを表す**そうなので、**人とのつながりが関係している**のではないかと思います。なお人相学によると、耳は髪の毛で隠さず、片方だけでも出して太陽の光を浴びたほうが、福を呼べるようです。

福耳に加えて、私には独自の「よい耳」の定義があります。それは、**血色がよくて肉付きがよく、柔らかそうで耳たぶの大きい耳**。私はそういう耳が大好きです。

テレビを見るとき、私が注目するのは出演者の顔や服装ではありません。ずばり耳です。政治家や大企業の社長、資産家、売れっ子芸能人など、皆さん、やはりとてもよい耳をしていると思います。

お気に入りの耳を持つ芸能人が出演するからという理由で、テレビや映画を見ることもあります。この本のモデルさんも耳の形で選ばせていただきました。

今、一番好きな耳は、私の**孫の耳**です。まだ赤ちゃんですが、色や形、耳たぶの柔らかさなど、やはり最高だと思います。

第4章

耳のしくみや役割を知ろう

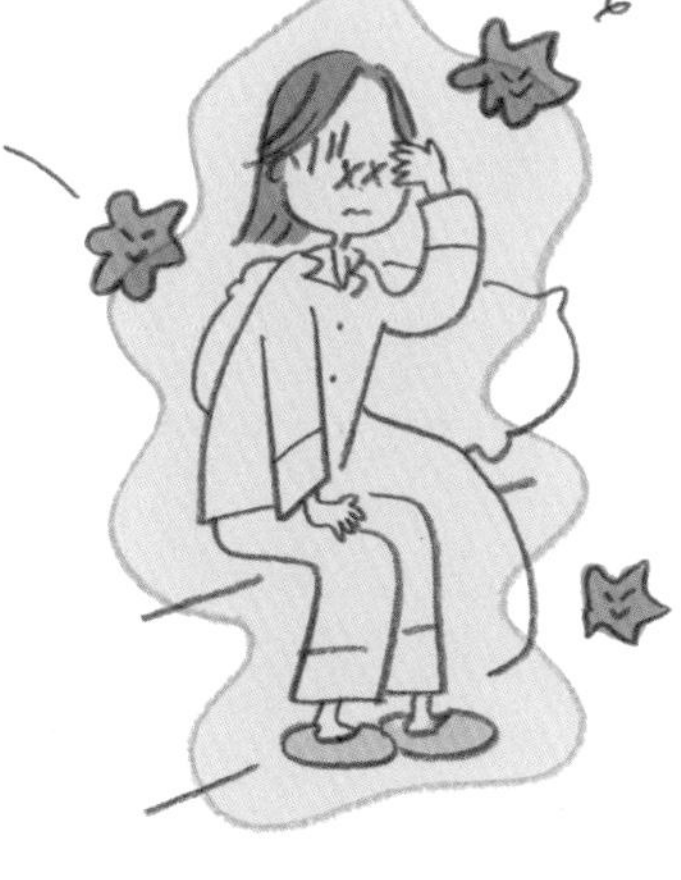

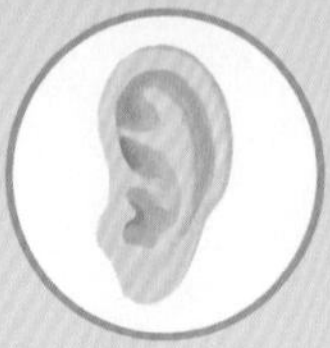

耳のことを知っておこう1

耳の役割は「聴覚」と体の「平衡」機能を担う

耳ツボ刺激の施術をする際に、耳の内部の器官についても知っておきましょう。耳の内部にある器官は、ご存じのように音を聴く「聴覚機能」と、あまり知られていませんが、体のバランスを保つ「平衡機能」の2つを担っています。

外部からの音を脳に伝えるのが「聴覚機能」です。私たちは日常の暮らしの中で、おおよそ20ヘルツから2万ヘルツまでの周波数の音を、耳で聞き取ることができるといわれています。音が伝わる仕組みはまず、顔の両側についている耳、いわゆる「耳介」が音を集める働きをします。「耳介」は耳ツボが集まっている場所でもありますが、この「耳介」が集めた音は「外耳道」を通り、「中耳」の鼓膜を振動させて「耳小骨」に伝わりながら、さらに振動を増幅していきます。

その後、「内耳」にある渦巻型の「蝸牛」を経て脳神経を通ると、脳に電気信号として伝達されます。このとき私たちは初めて言葉や音楽を音として認識するのです。

もう1つの耳の役割である体の「平衡機能」を保っているのが、内耳にある「三半規管」と「耳石器」です。この2つを合わせて「前庭器」といいます。

「三半規管」はループのような3本の管で、その中はリンパ液で満たされており、体や頭が動くと一緒にリンパ液に流れが生じます。流れの方向や速度を感じ取りながら、体が動いたり回転したりすると、その情報を脳が認識するのです。

「耳石器」は粘着性のある耳石膜の上に、耳石という炭酸カルシウムの小さな結晶が約1万粒付着しています。体を傾けたり回転する動きを捉えて、耳石がずれるような動きをして、体の傾きや直線加速度、遠心力を感知して伝えます。

このように三半規管と耳石器が体の動きを捉えながら、私たちの体はバランスを保つようになっています。ただし、左右の内耳にある三半規管や耳石器に不具合が起きると、平衡機能に左右差が生じます。正しい情報を脳に伝えることができなくなるため、体のバランスが保てなくなってしまいます。

このように、耳は音を聴く聴覚機能のほかに、体のバランスを司る平衡機能を担う大事な器官でもあるのです。

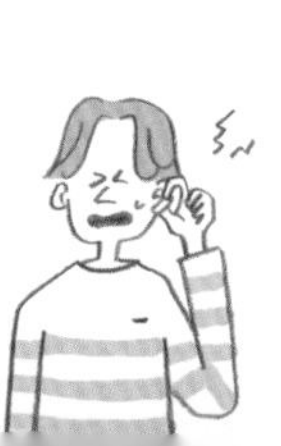

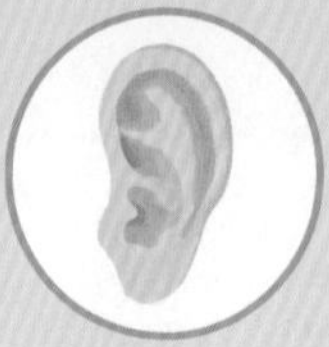

耳のことを知っておこう2

耳の内部の構造はこうなっている

耳の内部は外耳、中耳、内耳の3つにわけられる。
内耳は聴覚だけでなく平衡機能も司る器官。

…… **外耳道**

耳介で集めた外からの音を鼓膜まで伝える。

…… **三半規管**

体の向きや動きに合わせて、垂直または水平方向の回転運動による加速度を感じとる。

…… **前庭神経**

三半規管や耳石器からの情報を脳に伝える。

…… **蝸牛**

渦巻型をしていて、音を電気信号に変換して脳に伝える。聴覚を司る役割をする。

…… **耳石器**

三半規管の根元にある袋状の器官で、体の方向や速度などの情報を脳に伝える。

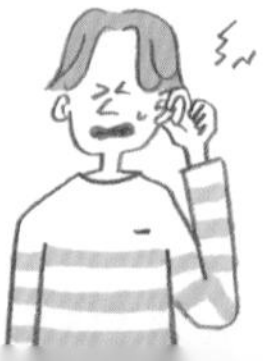

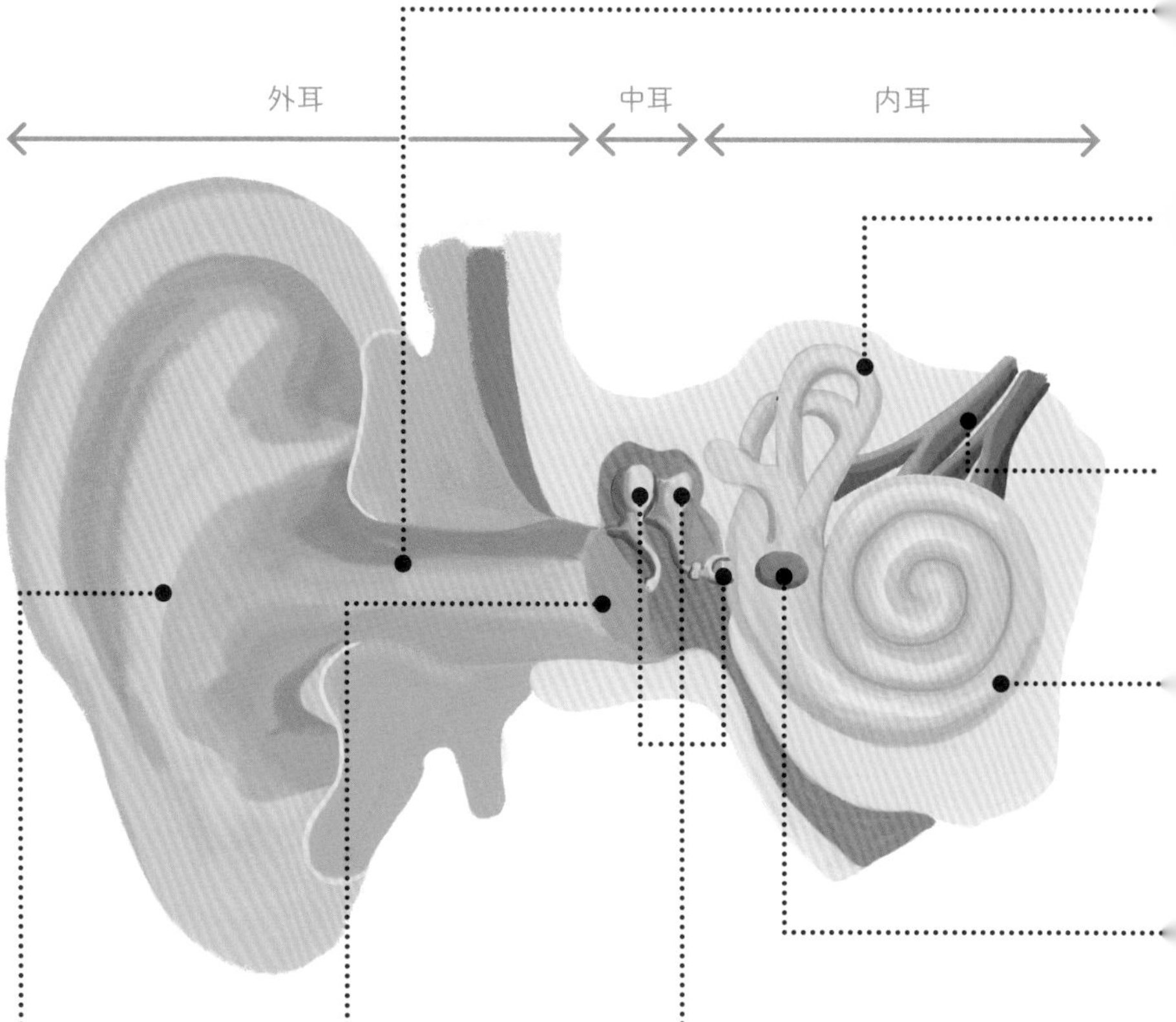

耳介

顔の左右にあり、外側に突き出ている部分。外からの音を集める。

鼓膜

外からの音に反応して振動し、その振動を耳小骨に伝える。

耳小骨

鼓膜の振動をツチ骨、キヌタ骨、アブミ骨の順に伝えながら増幅させていく。

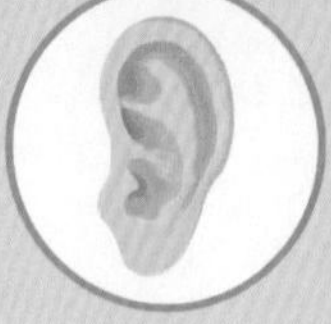

耳垢の状態は2通りある

乾性耳垢と湿性耳垢

耳垢は、新陳代謝によって耳の内部で剝がれた皮膚、外耳道にある皮脂腺や耳垢腺から出る分泌物などに、外部からのほこりなどが混ざったものです。

この耳垢は、カサカサと乾燥したタイプの「乾性耳垢」と、粘り気のあるベタベタとしたタイプの「湿性耳垢」の2通りに大別されます。

耳垢のタイプは、両親から受け継がれた遺伝子によって決まります。両親とも乾性耳垢であれば、子どもは乾性耳垢になるようです。

また、乾性耳垢と湿性耳垢は人種によっても異なります。西洋人は湿性耳垢の人が多いようですが、日本人の場合は、おおよそ70～80％は乾性耳垢で、残りが湿性耳垢という内訳になっています。

耳垢のたまりやすさは人によって異なります。外耳道が狭い人や湿性耳垢の人、代謝が活発で外耳道が狭い子ども、加齢とともに自浄作用が低下している高齢者、アトピー性皮膚炎を患っている人などは、たまりやすいといわれています。
また、イヤホンで音楽を長時間聴く人や高齢者で補聴器を使っている人などは、耳の内部の密閉状態が長く続くため、耳垢がたまりやすい傾向にあるようです。

耳垢の状態は違っていても、乾性と湿性のどちらの耳垢も役割は耳の中を保護することにあります。

・耳垢は耳の中に入ったゴミやほこりを吸着してくれます。外耳道にある細かい毛が耳垢として外に押し出し、耳の中を自然に浄化する作用があります。
・耳垢の油分が外耳道の周りの皮膚を湿潤に保ち、乾燥から守ります。
・耳垢は弱酸性で殺菌効果があり、リゾチームやＩｇＡ（免疫抗体）などを含んでいるため、細菌の増殖を抑える抗菌、抗真菌作用があります。
・耳垢の成分が持つ苦味や臭いは、耳の穴に虫が侵入するのを防ぐ役割があるといわれています。耳垢は耳の内部を守るためにあるものなのです。

耳穴に指を入れる施術では、耳垢が付着する可能性もあります。気になる人は、耳穴の入口部分を綿棒などで軽く拭いてから施術を行うようにしてください。

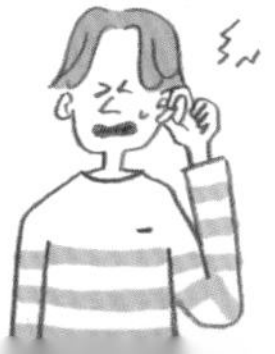

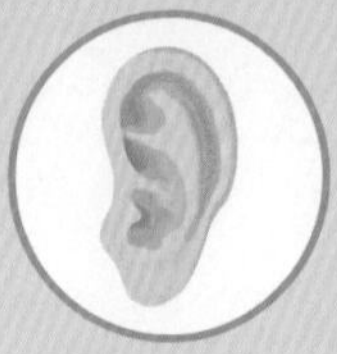

耳垢を自分で取ってはダメ

耳掃除はしないほうがよい

綿棒や耳かきを使って自分で耳掃除をしている人もいるようですが、日本耳鼻咽喉科頭頸部外科学会では、耳掃除はしないほうがいいと呼びかけています。

学会のホームページによると、以下のように説明されています。

「人には耳垢を自然に排泄する自浄作用が備わっていて、多少の耳垢であれば、無理に取る必要はなく、入浴後にぬれた耳を拭く程度にするのが無難です。耳掃除は、医学的には不必要で危険な行為であると認識します。」

誤解している人が多いかもしれませんが、耳垢は不潔なものではありません。それどころか、耳垢は外耳道にカビや細菌などが繁殖するのを防ぐ働きがあります。繊細で敏感に作られている外耳道の皮膚を保護する作用もしてくれます。耳垢には苦みがあり、虫などが耳の穴に入り込むのを防ぐ働きもあります。

家庭で綿棒や耳かきを使用して耳掃除をすると、耳の奥まで綿棒や耳かきで触ってしまい、逆に耳垢を押し込んでしまうことがあります。そうなれば、外耳道がふさがる耳垢栓塞になる恐れもあります。また、強くこすりすぎると外耳道に傷がつくことがあります。外耳に痛みが生じる外耳炎を引き起こすリスクもあるのです。

さらに危険なのは、周りに人がいるときに耳掃除をすることです。耳かきや綿棒を持っている手に誰かが触れたり、ひじが周囲の壁などにあたると、その衝撃で鼓膜が破れてしまうリスクが考えられます。

特に気をつけたいのが、お子さんに耳掃除をしてあげる場合です。お子さんが急に動いたり、保護者が子どもの外耳道の長さを把握しないで耳掃除をすると、鼓膜を傷つけるトラブルが起きやすいのです。

ただし、耳垢が粘り気のある湿性耳垢の人は、耳垢が気になることがあるかもしれません。その場合は、2週間から1カ月に1回程度、耳の入口から1㎝以内の場所を優しく綿棒で拭き取るようにします。どうしても耳垢を取りたい人は、自分で取ろうとせずに、大人も子どもも耳鼻咽喉科を受診するようにしてください。

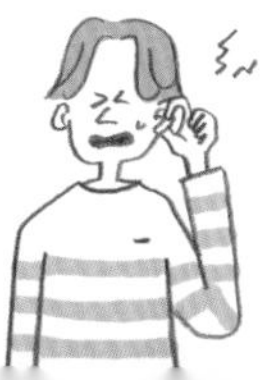

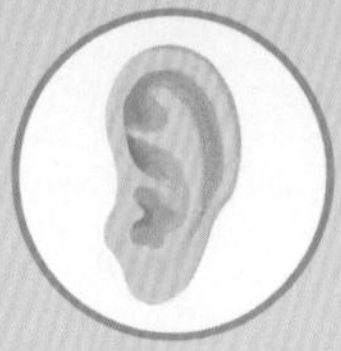

女性に多い「めまい」

耳が主な原因で起こる病気

耳は体の「平衡機能」を担っている大切な器官ですが、その機能に障害が起きてしまうと「めまい」を発症します。女性に多い症状なので、覚えておくとよいかもしれません。

左右どちらかの耳の内耳にある耳石器と三半規管に障害が起こると、平衡機能の左右に差が出てバランスを崩します。

Ｐ１２７でも触れたように、「三半規管」はループのような３本の管の形になっていて、その管の中にはリンパ液が入っています。このリンパ液が揺れることで、私たちが動いたときの体の傾きや回転は脳に伝わります。

また、「耳石器」は粘着性の耳石膜の上に「耳石」という炭酸カルシウムの結晶が約1万粒付着しています。耳石は体や頭を傾けるとずれるようになっています。このずれによって体の傾きや直線加速度を脳に伝えているのです。

三半規管と耳石器が正常に働くことで体のバランスをとっていますが、この2つに不具合が発生すると平衡機能に差が出てしまいます。正しい情報を脳に伝えられなくなるため体のバランスがうまくとれなくなり、「目が回っている」「フラフラして立っていられない」などの症状が表れるのです。それが原因で、「めまい」や「ふらつき」などの症状が起こります。

めまいの多くは耳の不調が原因だといわれています。そのめまいの中で約半数を占めているのが「良性発作性頭位めまい症（BPPV）」という病気です。良性と病名にあるように重篤な病気ではないのですが、激しい回転性のめまいが起こり、吐き気や嘔吐を伴います。閉経後に症状が見られることもあり、女性ホルモンとの関係を指摘されています。

このようなめまいの症状にも、耳ツボは有用とされています。めまいは起床時に起こりやすい傾向があり、少し安静にしているとおさまるため、放置しがちですが、めまいは病気なので医師の適切な診断が必要です。「めまい」や「難聴」「耳鳴り」のツボはP78、80で紹介しています。

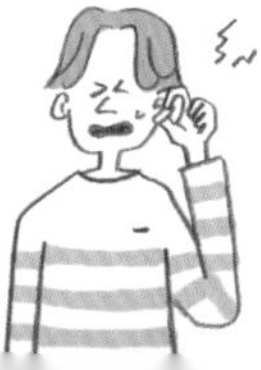

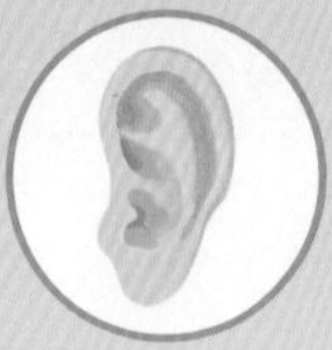

体温と血流は深く関係

冷えやすい耳から血流をよくする

冬に冷たい外気に触れると耳が冷えて痛みを感じることがあります。これは耳に皮下脂肪が少なく、直接外気にさらされるため冷えやすいからです。

熱いものに手を触れたとき、思わず耳を触る人がいますが、それは耳が体の他の部分より冷たいと感じているためです。ですから、日頃から耳ツボを刺激すれば耳の血流がよくなり、全身の血流をよくすることにもつながります。

なぜ血流をよくすることが大事なのか、ご存じですか。それは、血流が悪くなると体にさまざまな悪影響を及ぼしやすいからです。

血流には重要な働きが2つあります。

1つめは、全身の細胞に酸素や栄養素を届ける働きです。細胞は、血液が運んできた酸素や栄養をもとに、たんぱく質の合成や分解などの代謝を行います。血流が悪くなれば、細胞の代謝が活発に行われず、細胞に老廃物がたまってしまいます。それが原因で頭痛や肩こりなどの不調が表れたり、消化器系や循環器系などの病気の引き金になることがあります。

2つめは、筋肉や内臓などで作られた熱を全身に運ぶ働きです。血流が体の末端まで熱を運び、体温を36・5〜37度ほどに保つことは重要です。なぜならば、この体温を維持していれば代謝に関わる酵素の作用が高まって、代謝が活発に行われるからです。血流が悪ければ熱が十分に運ばれないため、代謝が悪くなったり、体の末端の手足が冷えやすくなります。

血流を悪くする主な原因に運動不足があります。運動をしなければ筋肉が衰えて、血流も悪くなってしまいます。運動をすると筋肉を動かすため、筋肉量が増えて熱を生み出しやすくなります。体の末端まで熱を運ぶことができるようになり、代謝が活発になるのです。

血流をスムーズにして不調や病気を防ぐためには、日頃からウォーキングなどの手軽に行える運動を生活に取り入れることが大事です。それに加えて、耳ツボを刺激することも習慣にしましょう。そうすれば常に血流がよくなると考えられます。

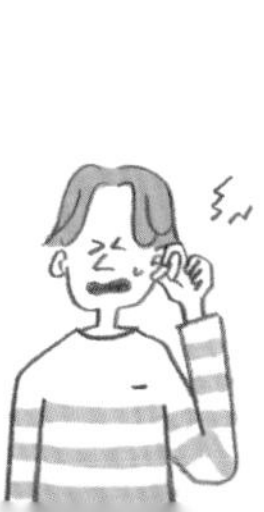

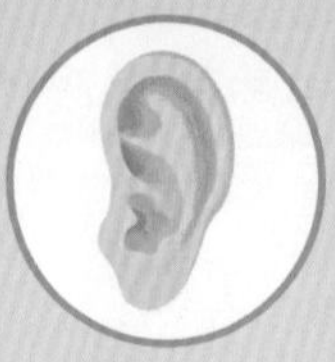

女性の一生に関連

自律神経に影響を及ぼす女性ホルモン

耳

ツボの施術のためにサロンを訪れる女性の方はよく、「更年期障害で顔がほてるのよ」「夜、よく眠れなくて」などと話されます。

このように、多くの女性が悩んでいる不調には、生理痛や更年期障害、便秘、むくみ、肌荒れ、不眠などが挙げられます。

これらの不調は、女性ホルモンのバランスが崩れることが原因といわれています。女性ホルモンは主に卵巣から分泌され、月経周期を調整したり女性らしい体を作ったりする働きがあります。

女性ホルモンの分泌量は、思春期に急激に増加して、妊娠や出産などで分泌量に変化が起きます。その後、更年期になると減少するなど、一生のうちで年代によって分泌量が大きく変わります。

女性ホルモンの分泌には、脳の視床下部という部分が関わっています。視床下部はまた、自律神経のコントロールにも関わっているため、女性ホルモンと自律神経はお互いに影響を受けやすい関係にあるのです。

特に、閉経前後10年ほどの時期に当たる更年期は、女性ホルモンが急激に減少します。そのため、視床下部は女性ホルモンの分泌量を増やそうとして過剰に働いてしまい、その影響で自律神経にも乱れが生じやすいのです。

それが更年期障害という体の不調となって表れます。例えば、暑いわけではないのに顔がほてったりのぼせたりするホットフラッシュや、動悸、発汗、冷えなどが起こります。更年期障害は感情面にも影響し、イライラして怒りっぽくなったり、不安や焦りが強くなることもあるようです。

更年期の女性は年代的にも、仕事や家事、介護などのストレスがかかりやすく、そのようなストレスも自律神経の乱れに関わることがあります。

生理痛や更年期障害があるときは、Ｐ90、92で紹介する耳ツボを押すことで、症状を和らげやすくなるようです。更年期障害は自律神経の乱れにも関係するため、Ｐ１１４の「④**耳をたたんで回す**」施術をして自律神経を整えるようにします。

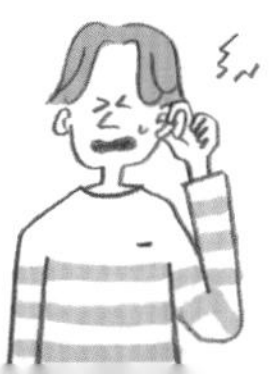

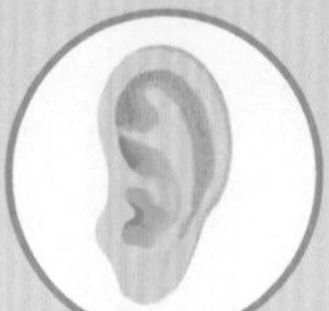

長時間のイヤホン使用が原因

若者に多いイヤホン難聴とは

近年、スマートフォンが普及し、電車に乗っているときなどにイヤホンやヘッドホンで音楽を聴いたり動画を見たりする人が多くなりました。リモートワークが広まったことによりオンライン会議への出席も日常的となり、それに伴ってイヤホンは私たちの生活に必要不可欠なものとなっています。

若い世代ほどイヤホンの使用時間が長く、大きな音量で長い時間、音を聴き続けることによる耳のトラブルが増加しているといわれています。

これは「イヤホン難聴（ヘッドホン難聴）」と呼ばれていて、音を伝える働きをする耳の有毛細胞という細胞が、少しずつ壊れていくことで生じる難聴です。世界各国の男女12歳～35歳の若者のうち11億人がリスクにさらされていると近年、問題視されています。

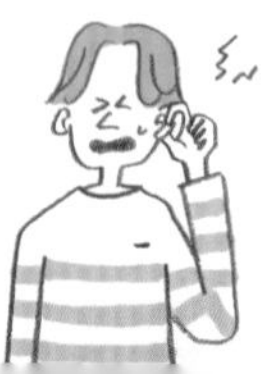

イヤホン難聴は、徐々に両耳の聞こえが悪くなっていきます。進行が遅いため、自分ではなかなか自覚しにくいようです。イヤホン難聴になると、耳が詰まった感じがしたり、耳鳴りがするなどの症状が表れるといわれています。

重症化すると聴力の回復は難しいため、そのような耳の違和感や聞こえの悪さに気がついたら、早めに病院を受診することをおすすめします。

イヤホンを長時間使い続けることは耳に負担がかかるため、耳こりの原因になることがあります。イヤホンを使っていない時間に、耳たぶの外側をよくもみ、耳の疲れをとるようにします。

また、首こりや肩こりがある人は、耳にもこりが出て硬くなっている人が多いようです。耳のケアも忘れずに行うことが大事です。

耳の健康を守るため、イヤホンやヘッドホンで音楽などを聴くときは、下図のようなことが推奨されています。

イヤホンやヘッドホンで音楽を聴く時の注意点

出典:
WHO「Tips for safe listening-Make Listening Safe 2015.」

- 音量を下げて、連続して聞かないように休憩をはさむ。
- 使用する時間は、1日1時間以内に制限する。
- 周囲の騒音を減らす「ノイズ・キャンセリング機能」のついたイヤホンやヘッドホンを使用する。

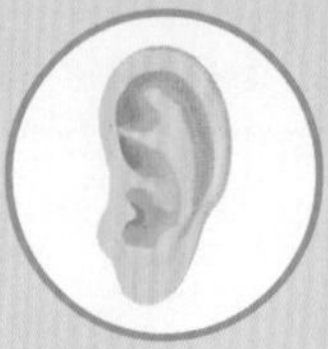

耳が変形するスポーツ外傷

柔道耳って知っていますか？

耳を触る職業についていると、いろいろな人の耳の形に目がいきます。中でもスポーツをしている人の場合、ときどき耳ツボを見つけるのが難しい形に変形しているケースが見受けられます。

聞き慣れない人が多いかもしれませんが、柔道やレスリング、相撲、ラグビーなど、競技中に相手と接触するスポーツの選手に生じる耳の外傷のことを「柔道耳」ということがあります。正式には「耳介血腫」といいますが、耳介の部分が内出血によって膨らみます。餃子やカリフラワーのような形に見えることから、「餃子耳」「カリフラワー耳」と呼ばれることもあるようです。

耳介血腫は耳が畳や相手などに繰り返し接触することで発生して、耳介の皮膚と

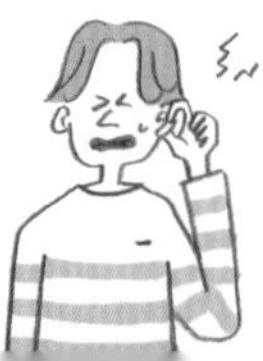

軟骨の間に血液などがたまり、腫れた状態になります。耳介は皮下組織が薄いため、外部からの刺激によって内出血を起こしやすいのです。

腫れがひどいときは病院を受診して、腫れた部分に針を刺し、たまった血液を取り除きます。血液が固まってしまって取れないときは、耳を切開して血液を除去することもあります。

しかし、耳介血腫は競技を続けていると再発することが多く、血腫が細菌などに感染した場合は強い痛みを感じるようです。再発を繰り返すうちに、耳は少しずつ変形して膨らんだ状態で硬くなり、「柔道耳」と呼ばれる状態になっていきます。

柔道耳の人から、「耳ツボをもみたいが、うまくもめない」という相談を受けることがあります。そのときは、「『耳をひっぱる』施術などはできると思うので、ぜひ試してくださいね」とお伝えしています。

柔道耳（耳介血腫）

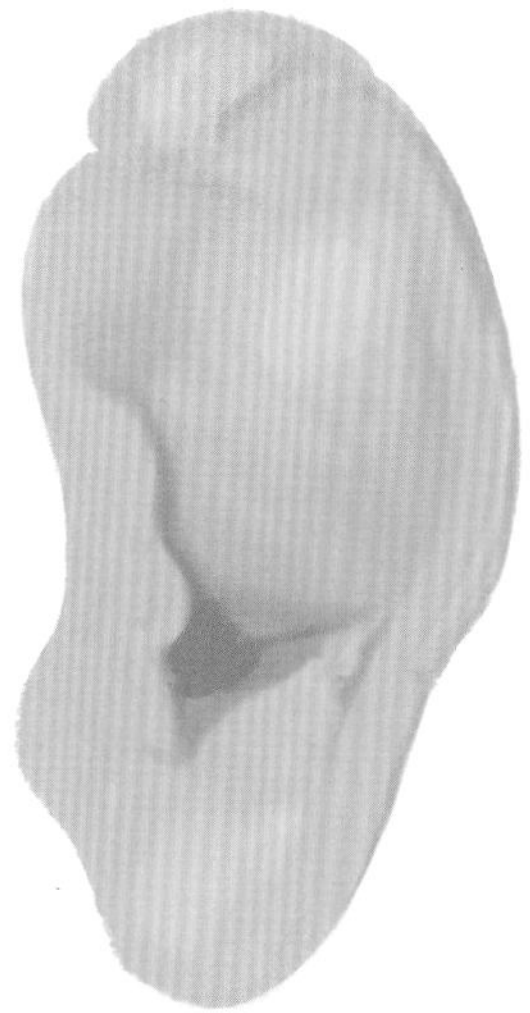

内出血などによって、耳の上部などが腫れて変形したまま硬くなってしまい、元に戻らない。

column4

耳の聞こえはメンタルと関連がある

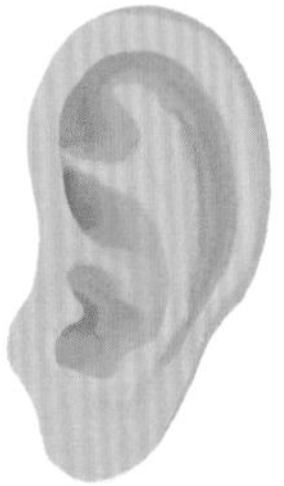

私の耳は、健康診断で褒められるくらいよく聞こえるのですが、耳の聞こえは精神面と深い関わりがあるようです。

自分の心の状態と、耳に入ってくる情報にも関連性があると感じています。

以前、私は気持ちが沈んでいた時期がありましたが、そのときは暗いニュースや悪口など、ネガティブなことばかり耳に入ってきたように思います。

一方、現在の私は心も体も健康なので、よいことや楽しいニュース、嬉しい知らせなど、ポジティブなことが自然に耳に入ってきます。また、赤ちゃんである孫が泣いている声もよく聞こえてきます。**耳って本当に面白いです。**

耳専門のリフレクソロジーサロンを運営している私は、さまざまな年齢層の方から耳の聞こえに関する話を聞きます。先日は70代の女性が、**「定期的に耳ツボの刺激を続けていたら、テレビの音量を少しずつ下げることができた」**と喜んでいて、私も嬉しくなりました。

また、サロンにいらっしゃる40代の男性は、職場で右隣に苦手な人がいたそうです。そのため、右耳がこり固まって聞こえが悪くなってしまったといいます。けれど、その右隣の人が異動でいなくなったら、症状がなくなったと話していました。

耳とメンタルは深いつながりがあるのだと改めて思いました。

第5章

耳ツボQ&A

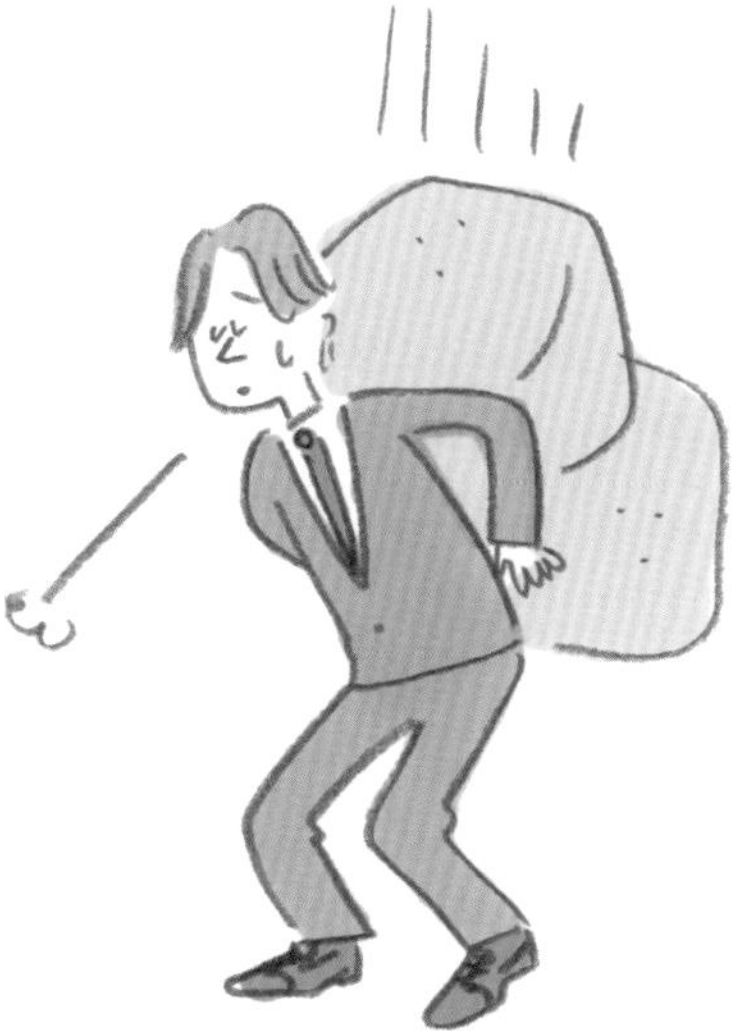

Q.1

耳ツボ刺激をしないほうがよい人や、やらないほうがいいときはありますか。

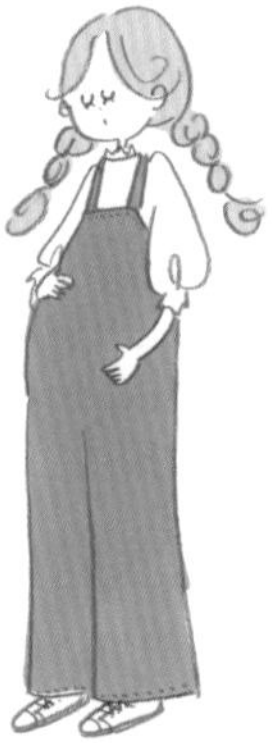

Answer

耳ツボの中には子宮を収縮させる作用のあるツボがあります。このツボは、婦人科のトラブルに効きやすいといわれています。

妊娠中の方、特に流産の恐れがある妊娠初期の方は、子宮に影響を及ぼす可能性があるので、耳ツボ刺激や耳もみを避けるようにした方がよいでしょう。

ほかにも、**頭痛のとき**に吐き気や嘔吐を伴い、いつもと違う頭痛だと感じる場合は、脳梗塞やくも膜下出血などの恐れがあります。そのようなときは、すぐに病院を受診する必要があります。

また、耳にケガをしているとき、キズや湿疹、肌荒れなどで耳の状態がよくないときは、悪化する原因になるので無理に耳ツボ刺激を行わないようにします。

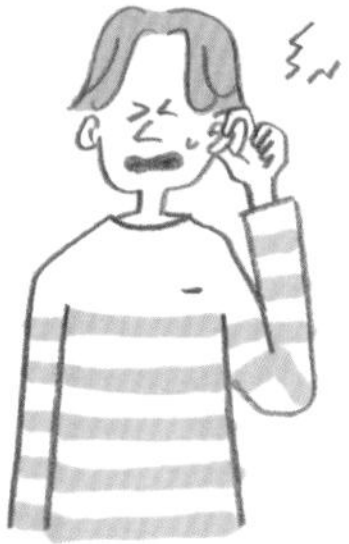

Q.2

耳を刺激していると、左耳と右耳で感じる痛みの位置や強さが違うことがあります。体調に問題があるのでしょうか。

Answer

多くの人が左右の耳に異なる痛みを感じますので、心配しなくてもよいでしょう。

基本的に右耳の神経は体の右側、左耳の神経は体の左側につながっています。

そのため、例えば右利きの方は右肩がこりやすいので右耳のほうが痛くなりやすく、左目の視力が悪い方は左目が疲れやすいので左耳のほうが痛い……というように左右の耳の筋肉の状態や緊張度によって痛みの感じ方も変わります。

特定の活動や日常的な姿勢によって片方の耳のほうが緊張し、こり固まりやすくなるので、**左右で痛みの違いがあって当然なのです。**

耳の硬さは体の硬さと比例していて、耳をもみほぐすことで体の血流やリンパの流れが改善して、体がぽかぽかして動きやすくなります。

まずは痛みを感じるほうの耳を重点的に、もみほぐしてください。**強い痛みを感じるほうの耳を刺激して血流をよくすれば、症状を早く改善させることができます。**

Q.3

自分で耳を施術するとかなり**強い痛み**を感じます。施術を続けても問題ありませんか。耳にはたくさんのツボが集まっていると聞いたことがあり、どこか悪いのではないかと心配です。

Answer

耳には特に自律神経に作用するツボがあります。耳たぶを含めた耳の外側部分には体を緊張させる**交感神経**の耳ツボが、耳の穴を中心にした中心部には体をリラックスさせる**副交感神経**の耳ツボがあります。

これらの耳ツボを刺激すると自律神経のバランスが整い、自律神経の乱れが原因で起こる頭痛や不眠、倦怠感など、**多くの不調を緩和する効果**が期待できます。

耳を触って痛みを感じる方は、日頃から耳を触りなれていない方に多いようです。

耳はイヤホンや補聴器などを着け続けるだけでも、こり固まって硬くなる繊細な部位です。耳が硬くなると、触るだけでも痛みを感じるようになるので、日頃から意識的に施術を続けて、耳を柔らかくしておくことが大切です。

無理のない範囲で耳ツボ刺激を毎日少しずつ行ううちに、耳のこりがほぐれ、**痛みも徐々に軽くなっていきます。**

痛みの感じ方は人によってさまざまですので、施術の強さは自分の体や体調に合わせて調節してください。

指に乳液やオイルをつけてすべりをよくすることも、痛みの軽減に役立ちます。

また、緊張やストレスで全身の筋肉が硬くなっていると、痛みを感じやすくなることがあります。施術をする前に深呼吸をして、全身の緊張を和らげることも効果的です。

それでも我慢できないほど痛みが強いときは、無理に行う必要はありません。耳に炎症や外傷があるときも同様です。

自分の心と体の調子に合わせて、行うようにしましょう。

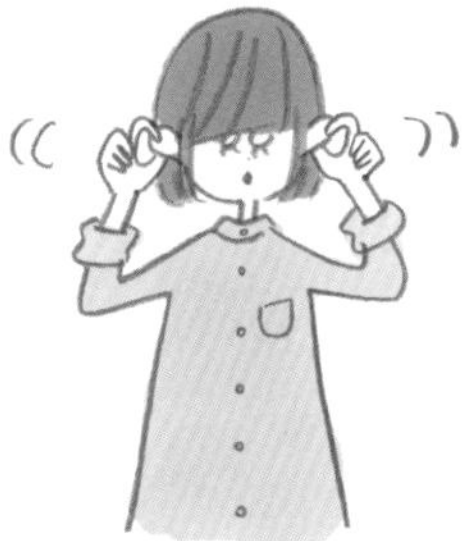

Q.4

時短のため、**両耳一緒**に施術をしています。片方ずつ行った方がいいのでしょうか。

Answer

耳ツボ刺激は片方ずつ行っても、両手で左右同時に行っても問題ありません。期待する効果によって使い分けると効果的です。

基本的に、**耳ツボは左右の耳のほぼ同じ位置**にあり、どちらの耳を刺激しても各部位に同じような効果があります。

耳をほぐすときは、左右同時に行うと耳に加える力のバランスが均等になりますし、1度に済ませられるので時間の短縮にもなります。

一方で、例えばリフトアップを目的にしている場合は、右耳だけ施術をすると、顔の右側だけが引き上がってバランスが悪くなってしまうので、**必ず両方の耳を同時に行うことをおすすめします。**

Q.5

忙しくて耳ツボを刺激するのを**忘れてしまいがち**です。どうしたら**習慣に**できますか。また、施術を行うタイミングによって**効果に違い**はあるのでしょうか。

Answer

毎日、少しずつでも耳ツボを刺激することが大切です。習慣になるまでは、**目につくところにメモを貼っておいたり、スマートフォンのアラームを利用したりする**といいかもしれません。

耳ツボ刺激は、いつでもどこでも気軽に行えるのが利点です。場所を選ばずに、朝のメイク前やトイレの中、通勤中、信号待ち、お風呂タイム、就寝前にベッドの中で……と、さまざまな隙間時間を活用できます。

本書では38の症状別に耳ツボを紹介しているので、期待する効果によって使い分けてください。

例えば、朝に耳ツボを刺激すれば、さわやかな目覚めを助けてくれて、1日を快適にスタートしやすくなります。朝起きて、顔のむくみが気になるときは、**朝のメイク前に耳ツボ刺激の施術を行う**と、顔がすっきりするのでおすすめです。

日中、デスクワークや運動で疲労を感じたときに行うと、リフレッシュや疲労回復が期待できますし、**就寝前に行うとリラックス**でき、睡眠の質を上げることにもつながります。

耳ツボ刺激は、ストレス解消効果やリラックス効果が得られやすいので、心配や不安があるときも耳をもみほぐしてみてください。**きっと耳を触ることを習慣にするだけで、リラックスできる**と思います。

Q.6

早く効果が出てほしいので、いつも痛みを我慢して**強めに耳ツボ刺激**を行っています。強く刺激をすることで効果はどのくらい大きくなりますか。

Answer

耳ツボを刺激する強さは、個人の感覚や好みによって異なりますが、不快な痛みを感じるような強すぎる施術は、**逆効果になる可能性**があります。

痛みを感じたときは無理に強い力を加えず、耳たぶや耳の周りをやさしく刺激することから始めて、無理のない範囲で徐々に刺激を強めていくと、**適度に緊張をほぐす**ことができます。

刺激の感じ方には個人差があり、耳のコンディションも、その日の体調や施術を行う時間帯などによって異なります。痛かったり、しっくりこなかったりするときは無理に行う必要はありません。

私がおすすめするのは、**「痛い」50%、「気持ちいい」50%**という割合です。

耳ツボへの刺激は、快適と感じる範囲で行うことが大切なので、**ご自身で強さを調節して行う**ことをおすすめします。

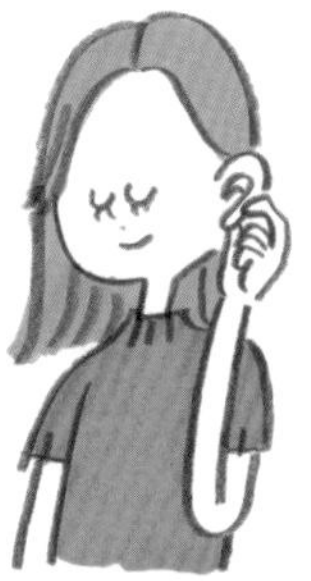

Q.7

耳ツボ刺激が心地よかったので、家族にもやってあげたいと思っています。子どもや高齢者に行っても大丈夫でしょうか。

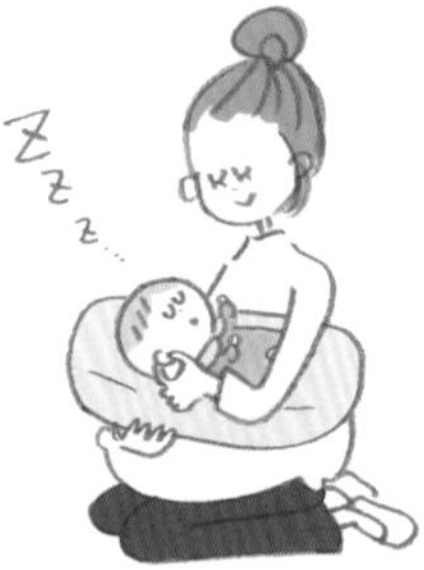

Answer

耳ツボ刺激は体への負担や副作用がないので、小さな子どもや高齢者にも行うことができる施術です。

ただ、子どもや高齢者の耳は、一般的な成人に比べて**とても敏感**です。

耳ツボへの刺激は、**ごく弱い力でゆっくり優しく行う**ことを意識しましょう。

相手がリラックスしているときに行い、耳を触っている間は、相手の表情を観察したり、痛みを感じていないか話しかけるなど、**コミュニケーションをとりながら進める**と安心です。

もし、耳に触れているときに痛みや不快感を訴えたら、すぐに中止します。

子どもの寝かしつけの時に耳を触る方法もあります。いわゆる子どもの寝ぐずりがひどいときは、お母さんが抱っこをしながら静かに耳をさすったり、もんだりしていると泣きやみます。少しずつ落ち着き、その後に入眠するようになります。

Q.8

朝晩、耳ツボ刺激をしているのですが、
自分でやると
正確な位置から少しずれて
しまっている気がします。
これでは効果が出ないのではないかと心配です。

Answer

耳には多くの神経が通っていて、健康や美容に効果的なツボもたくさん存在します。しかし、人によって耳の形状が異なるように、ツボの位置や感じ方も人によって微妙に違います。

耳の状態は日によっても、時間によっても、タイミングによっても変わるので、**正しいツボを確実に押さえなくてはと神経質になる必要はありません。**

ご自宅で耳ツボ刺激を行うときは、耳ツボを表している図などを用意して、大まかな位置を見ながら気になるところを触ってみてください。

耳は小さな器官ですが**数多くのツボがあります。**目的の位置から多少ずれてしまうことよりも、よく刺激をすることが大切です。あまり難しく考えず、ご自分が心地よいと感じる場所を探してみることも大事だと思います。

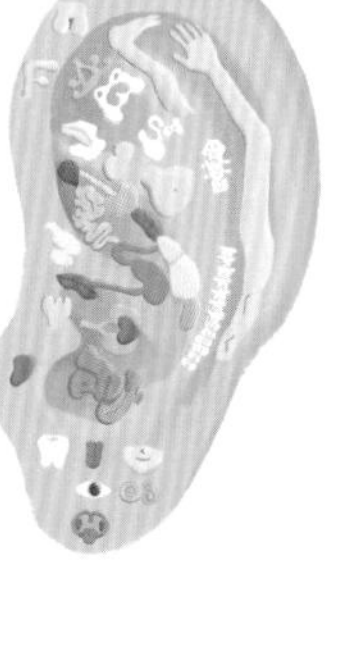

Q.9

耳ツボ刺激が心地よくて毎回5分以上、1日に**何度も**行っています。かなり頻繁に行っている自覚があるのですが、**施術のしすぎ**による害はありますか。

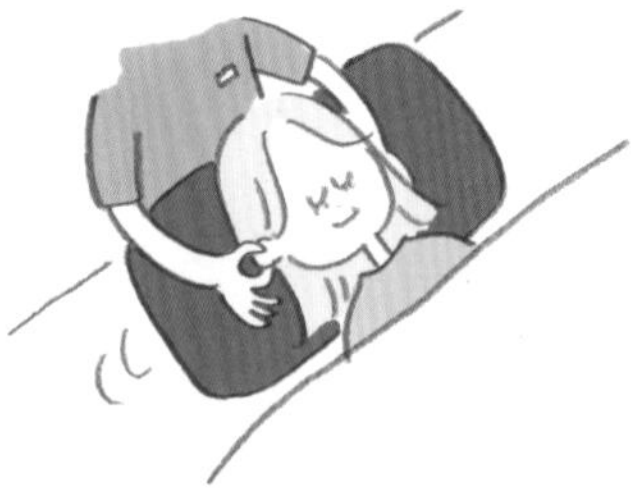

Answer

耳ツボ刺激の効果は個人差があり、中には刺激し始めてわずか10秒程度で変化が出る人もいます。**ご自身が心地よいと感じる範囲内**であれば、1回の時間は10秒でも1分でも5分でも構いません。私のサロンでは、1回につき3分程度の施術を行っています。

耳は普段の生活で刺激を受けることが少なく、脳の神経につながっている部分もあるため、刺激に対して素早い反応が期待できる場所です。さらに皮膚が薄いため、**少しの刺激でも効果を得る**ことができます。

耳ツボは長い時間、施術を行うことよりも、効果を感じることが大切です。

施術のやり方に自信がない方は、第3章の①~⑦にある施術の中から自分の気になる症状に合った施術を選び、その方法で行ってみてください。気持ちがいいと思えてご自身が満足できれば、それで充分です。

また、施術をしても副作用はないので、やりすぎて調子が悪くなるということはありません。**1日に何回行っても大丈夫**ですので、安心して施術をしていただけます。

Q.10

ピアスを数か所あけています。耳ツボを表している図で調べたところ、ピアスの穴をあけた場所にもツボがあるようなのですが、**悪い影響**はないのでしょうか。

Answer

ピアスの穴や傷などがある場所のツボは、抹消されるものと思われます。しかし、その付近を刺激することにより、**効果は出せる**と考えています。

また、ピアスの穴があいていても、耳をもみ続けているうちに穴が小さくなったり、ふさがったりします。耳の状態は、**時間や環境と共に変化していく**ので、あきらめずに耳ツボ刺激を続けましょう。

Q.11

仕事や家事の合間に耳ツボ刺激をしたいのですが、その都度ピアスやイヤリングを外したり着けたりするのが**面倒**です。着けたまま行っても問題ありませんか。

Answer

ピアスやイヤリング、イヤーカフなどを着けたままでは施術しづらく、ツボを狙いづらくなります。また、せっかくの耳ツボへの刺激も弱まってしまいます。

耳や指が傷ついたり、ピアスを指に引っかけてピアス穴が広がってしまったりする危険性もあり、安全のためにも、**装飾品は必ず全て外してから行いましょう。**

参考文献

- 『耳は不調と美容の救急箱』中本多紀著、西本真司監修　ＷＡＶＥ出版
- 『耳をさわるだけでからだの不調がス〜ッと消える！』飯島敬一著、池川明著　カンゼン
- 『ココロとカラダの地図帳』石垣英俊著、小岩信義監修　池田書店
- 『耳穴臨床解剖マップ』王暁明著　医歯薬出版
- 『不調と美容のからだ地図』市野さおり著　日経ＢＰ
- 『肩こり・不眠・美顔に効く！1分「耳ストレッチ」』市野さおり著　青春出版社
- 『1日1分!! 毒出しリンパストレッチ』加藤雅俊著　日本文芸社
- 『免疫力アップ 爪もみ&経絡マッサージ』福田稔監修ほか　日本実業出版社
- 『冷えとりの専門医が教える病気を防ぐカラダの温め方』川嶋朗監修　日東書院本社
- 『たった1分！あてるだけでキレイが目覚めるドライヤーお灸』川嶋朗著　現代書林
- 『図解 専門医が教える！めまい・メニエール病を自分で治す正しい知識と最新療法』肥塚泉監修　日東書院本社
- 『薬に頼らず自分で改善！女性の高血圧・高血糖・糖尿病』栗原毅著　ＰＨＰ研究所
- 『免疫力を上げて体を守る！』酒向猛・細川順讃監修　扶桑社
- 『面白いほどわかる免疫の新常識』奥村康監修　宝島社
- 『毎日がラクになる！自律神経が整う本』久手堅司監修　宝島社
- 『自律神経にいいこと超大全』小林弘幸著　宝島社
- 『〝食べる力〟を落とさない！新しい「歯」のトリセツ』照山裕子著　日経ＢＰ
- 『尿もれ、頻尿、前立腺の本』高橋悟ほか監修　日経ＢＰ

●『髪のスペシャリストが教える髪の大事典』社団法人日本毛髪構造機構研究会監修　徳間書店
●『魅せる小顔のつくりかた』久保隆之著　ごま書房新社

参考ホームページ

●厚生労働省　e-ヘルスネット
●ＷＨＯホームページ
●日本歯科医師会ホームページ
●日本耳鼻咽喉科頭頸部外科学会ホームページ

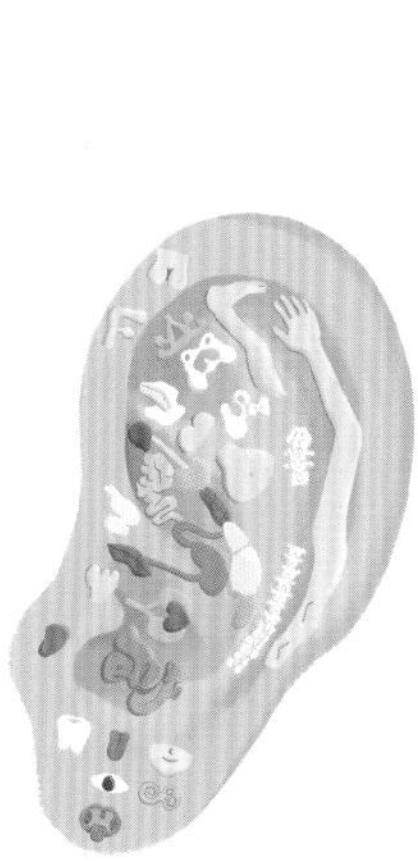

おわりに

最後までお読みいただいて、「耳ってスゴイ！　耳ツボってスゴイ！」と感じていただけたでしょうか。きっと、今まであまり気にしたことがなかったであろう「耳」という器官に触れてみて、耳と心と体がつながっていることを実感できたのではないでしょうか。

私自身も耳ツボのすごさを体験していますし、耳に日々、触れることを習慣にしはじめた方からは、たくさんの驚きや喜びの声をいただいています。耳に触れることをおすすめしてきてよかったと実感しています。

私は耳が大好きで、人によって千差万別の耳を直接見てみたい、触れてケアしてさしあげたいと本当は考えています。けれどそれは無理なので、みなさんがご自分でケアできる方法を考案しました。こうしてお伝えできるのは大きな喜びです。

耳のセルフケアを毎日続けている私が、もう1つ続けていることがあります。それは筋トレです。現在は夫婦で筋トレジムを運営しています。以前は心身共に不調だった私が、こうして元気に明るく楽しく過ごせているのは、耳のセルフケアと筋トレで、自分の毎日のコンディションを確認しているからだと考えています。

私が大切にしている言葉に、『自己を愛す、故に他も愛す』があります。まず自分のことを大切に扱うこと。これができなければ、自分の周りの人も大切にできません。私が本書を通じてお伝えしたいのは、まず自分を大切に扱ってほしいということです。自分の機嫌は自分で取るしかないと思います。

耳ツボをとおして自分の心と体を、コンディションを、日々の習慣を、自分自身を見返すよいきっかけにしていただけたらと思います。

こんなふうに言えるようになった今に感謝しています。また、これまで私を見守ってくれていた家族にも感謝いたします。

本書の制作にあたり、多くの素晴らしい出会いをさせていただきました。この場でお礼を言わせてください。本当にありがとうございました。

耳師あお

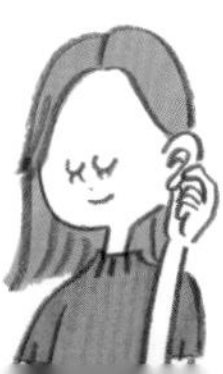

耳師あお　吉越青生（よしこし・あお）

耳ツボ専門家。耳ツボリフレクソロジー考案者。耳整（みみせい）協会代表。
耳ツボアドバイザー、耳つぼジュエリー、イヤーセラピスト、ハンドリフレクソロジーマッサージ、リアル筋力インストラクターなどの資格を有する。各種の知識を融合させ、耳専門リフレクソロジーサロンを開設。夫婦で運営する筋力トレーニングジム「コンディショニングジム オン」（名古屋）の一角で、これまでにのべ5万人に施術した知見から、SNSでは「耳師あお」として耳ツボの効果効能を発信し続けている。

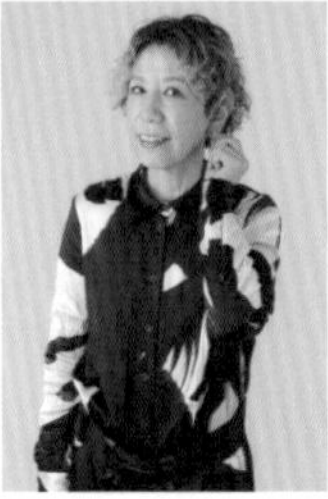

Xアカウント／
@mimishiao388
Instagramアカウント／
@mimiseiao

耳《みみ》ツボを刺激《しげき》すると
血流《けつりゅう》やリンパが巡《めぐ》り
免疫力《めんえきりょく》も上《あ》がる

2024年 3月 4日　初版発行

著者／耳師《みみし》あお 吉越青生《よしこしあお》

発行者／山下 直久

発行／株式会社KADOKAWA
〒102-8177　東京都千代田区富士見2-13-3
電話　0570-002-301(ナビダイヤル)

印刷所／図書印刷株式会社
製本所／図書印刷株式会社

●お問い合わせ
https://www.kadokawa.co.jp/（「お問い合わせ」へお進みください）
※内容によっては、お答えできない場合があります。
※サポートは日本国内のみとさせていただきます。
※Japanese text only

定価はカバーに表示してあります。

ISBN 978-4-04-606794-4　C0077